ちょっとお疲れのあなたが

読むだけでフワッと癒やされる本

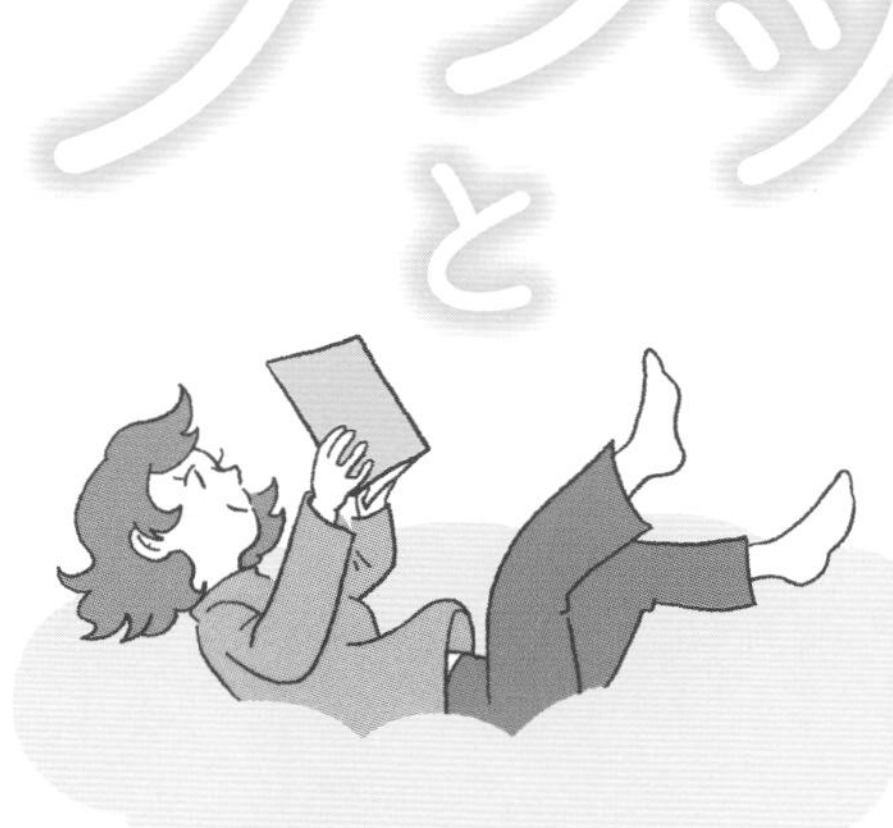

精神科医
樺沢紫苑

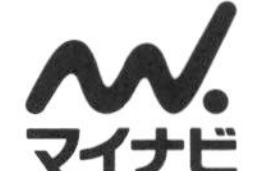

はじめに

「仕事でちょっと疲れている」

「家事、育児で疲れている」

「人間関係がめんどう」

「いろいろストレスがたまっている」

「最近、イライラする」

　という人はいませんか。


〝ちょっとお疲れ〟という人は、非常に多いと思います。

　そんな人に手に取って欲しいのが本書「ちょっとお疲れのあなたが読むだけでフワッと癒やされる本」です。

私は精神科医の樺沢紫苑（かばさわしおん）と申します。作家として42冊の本を出版しています。ストレスを抱えている人、仕事や人間関係で疲れている人、脳疲労の人、メンタルが不安定な人のために。病気にならない、病気を予防する。病気を治す。みなさんのストレスや日々の「つらい」「苦しい」を取り除く、心の健康に役立つ本を書いてきました。

私の本の特徴は、科学的根拠が豊富で、説得力があり、思わず行動したくなる本です。結果として、私の本は250〜350ページもある、非常に読み応えのある本がほとんどです。

そのせいか、「疲れているときは、樺沢さんの本は読めません」という意見も時々聞かれます。「メンタルが弱っている人」に一番読んで欲しいのに、「メンタルが弱っている人」が読めないのでは意味がありません。

そこでお疲れモードの人でも、気楽に手に取れる。ソファーに寝っ転がって、3分でも、5分でも読めば、それだけで癒やされる。「フワッ」と優しい気持ちになれる。そんな本を作りたいと思いました。

私は今まで、「アウトプットする」「行動する」ことで現実を変える本を作ってきました。しかし、本書では全く行動する必要がありませんので、ご安心ください。

仕事で疲れていても、気分が少し落ち込んでいても、気楽に手に取って見る。読むというよりは、パラパラと見るくらいならできますね。「読むだけ」「見るだけ」で、別に行動しなくても、「癒やし」の言葉が目に飛び込んできて、気分が楽になるのです。ホッこりとしたイラストに癒やされる。そして、「フワッ」とした「癒やし」が得られるはずです。

読むだけ、見るだけで、ネガティブで暗い思考が、ポジティブで明るい思考に切り替わります。

私はYouTube「精神科医・樺沢紫苑の樺チャンネル」(45万人フォロワー)を9年間毎日更新しています。5千本の動画がアップされており、今まで5千問の悩みにお答えしてきました。その中でも、再生回数が多いもの。コメント欄で反響が大きかった動画。人気のある動画。つまり、みなさんに「必要とされている動画」を元にして本書を作りました。

YouTubeでの「語り」を加筆、修正していますので、「話し言葉」に近いテイストになっています。なので文章や読書が苦手な人にも、やさしく、わかりやすく読めるはずです。

各項目ごとにQRコードがついています。スマホでQRコードを読みとっていただくと、その「項目」の元になったＹｏｕＴｕｂｅ動画が再生されます。「本を読むのが面倒」「本を読む元気がない」という人は、本を全く読まなくても、動画を見ていただければ、本に書かれている内容を学ぶことができます。

本を読んだ後に、気になる動画を見ていただくと、復習にもなって、脳に情報が吸い込まれていく。ポジティブな考え方が、自然に身に付いていく。さらにＹｏｕＴｕｂｅ動画の樺沢の映像と声で、フワッと癒やされていただけるとうれしいです。

文字で読んでもいい。動画を見てもいい。ＹｏｕＴｕｂｅと連動させることで、1冊で2倍楽しめる。2倍癒やされる。今までになかった本の読み方を体験してください。

本書は最初から順番に読む必要はありません。どこから読んでいただいても大丈夫です。まずは、自分の「悩み」や「心配事」に関連する部分から読むといいかもしれません。そして気に入った部分は何度も読み返す。気に入った動画は、何度も見返してみる。

あなたのストレスや疲れの解消に、役立てていただけましたら幸いです。

ちょっとお疲れのあなたが読むだけでフワッと癒やされる本　目次

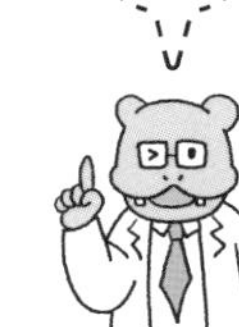

はじめに……2

第1章　職場で仕事を楽しむ……11

01 仕事を続けられる人と辞めてしまう人の違いって何ですか……12
02 人間関係が最もストレスになってしまうのはなぜですか……16
03 日曜日の夕方になると頭痛や嘔吐 腹痛と変な汗が出てるのですが………20
04 仕事を人に頼んだり人を頼ったりすることができません……24
05 少しでも怒られたり注意されたり嫌みや小言を言われるだけでひどく落ち込んでしまいます……28
06 在宅のテレワークで気分が落ち込むようになりました……32
07 会社を辞めたくて仕方ないのですがスキルもキャリアもありません……36
まとめ……40

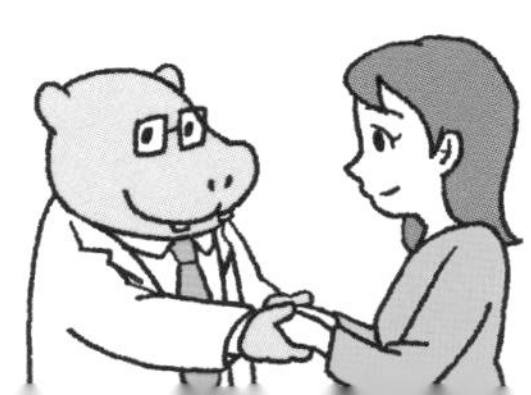

第2章 自分の心やストレスと上手に付き合う 45

01 女性の大半はイケメンが好きだと聞いているのでブサメンの自分には自信が持てません …… 46
02 ストレスがたまっているのかどうか自分でわかりません …… 50
03 ストレスが原因で病気になることがあるのでしょうか …… 54
04 ガス抜きをしたくても話せる相手がいません …… 58
05 疲れがたまって心のエネルギーが枯渇している気がします …… 62
06 ストレス発散が上手くできません …… 66
07 ずっと外出しないで家にいると精神的に悪いですか …… 70
まとめ …… 74

第3章 いろいろなコミュニケーションを知る 79

01 職場で嫌な人と接すると気分が落ち込んでしまいます …… 80

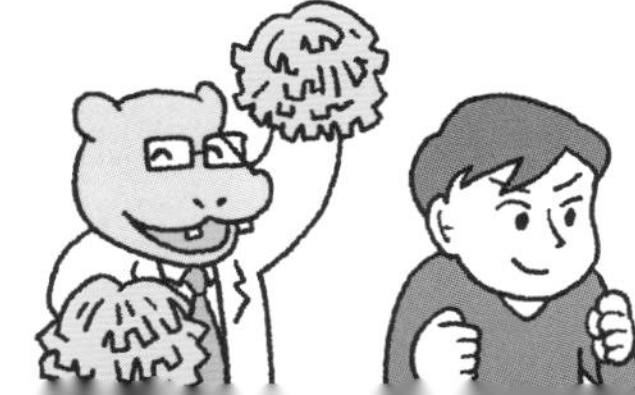

02 アドバイスをしても無視したり暴力的になる人にどうやって接すればいいですか …… 84
03 存在感が薄いのを直したいです 話の輪に入れず人間関係が上手くいきません …… 88
04 人目を気にする自分が嫌です 自分らしく生きる思考のコツのようなものはありますか …… 92
05 身体も性格もコンプレックスがあって自分を好きになれません …… 96
06 言いたいことが言えない性格です どのように人間関係をやりくりすればいいでしょう …… 100
07 プレッシャーで泥沼にはまっています 精神的に強くなるにはどうしたらいいですか …… 104
08 いつも誰かと一緒にいないと寂しくて不安です …… 108
まとめ …… 112

第4章 不安や無気力、疲れを癒す

117

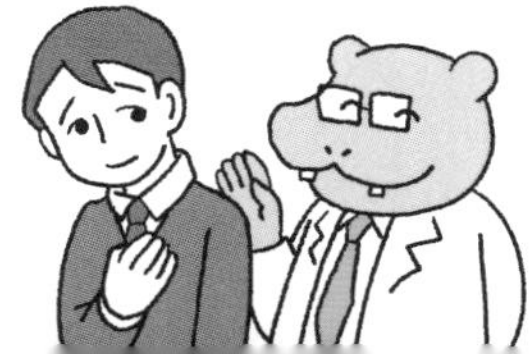

01 大好きな仕事なのにいつも不安です どうすればもっと楽になれますか …… 118
02 すきま時間に読書をするのですが疲れていると集中できません …… 122
03 いつも「どうせ私にはムリ」と思って行動に移せません …… 126
04 会社の課長に昇進が決まったのですが 正直自信が持てません …… 130
05 今何をすればいいかわからなくて将来が不安です …… 134
06 ライフワーク（天職）を見つけるためにはどうすればいいですか …… 138
07 人生は何歳からでもやり直すことはできるのでしょうか …… 142
08 大人になるってどういうことですか …… 146
09 過去の失敗が忘れられず心が苦しくなります …… 150
まとめ …… 154

第5章 気持ちと行動を切り替える

159
01 自己愛を表に出すことは変なことですか …… 160

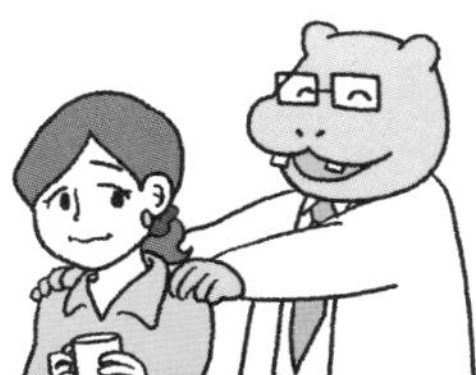

02 人生を楽しんでいる人の共通点はありますか 164
03 心の時代と言われています 何を大切にしたらいいですか 168
04 病みそうなくらい気分が落ち込んで泣きそう 辛いです 172
05 不安障害、うつ状態 パニック発作を患っていて外出が不安で苦手です 176
06 明日やればいいことでも今日やらなければと焦ります さぼる技術を身につけたい 180
07 真面目な性格のせいで疲れてきました 真面目をやめる良い方法はありますか 184
08 メンタル疾患で療養中です 過去の嫌なことを思い出すことが辛いです 188
09 朝散歩や運動をしていますが マイナス思考にどっぷりはまって抜け出せません 192
10 毎日が楽しくありません どうすれば毎日が楽しくなりますか 196
まとめ 200
おわりに 204

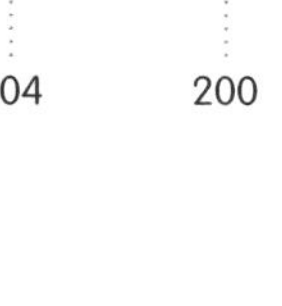
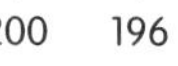
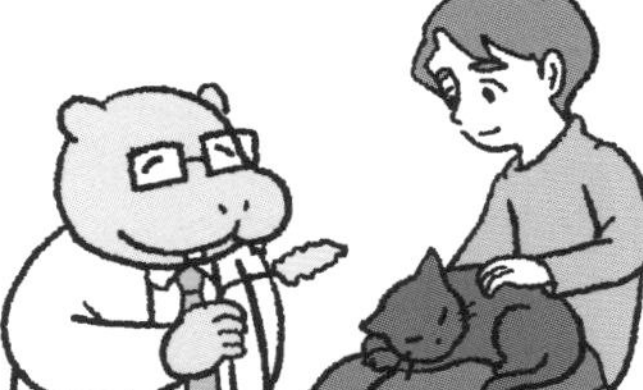

第1章

職場で仕事を楽しむ

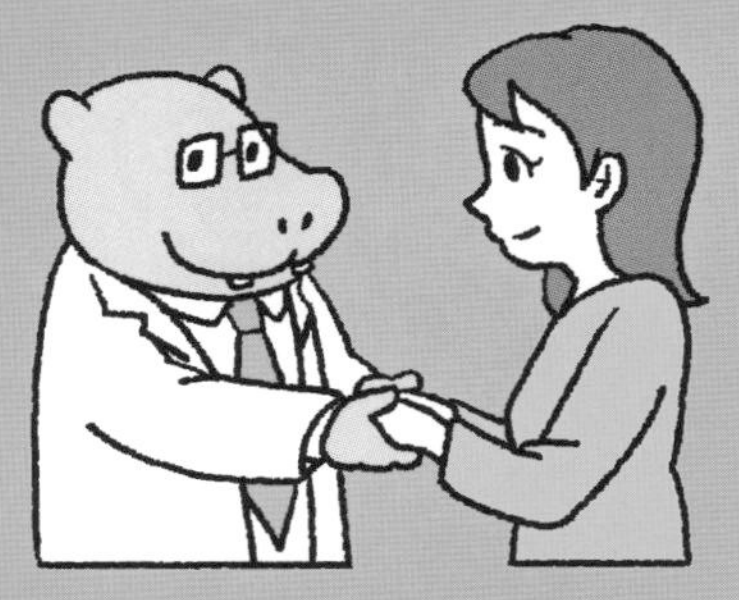

仕事を続けられる人と辞めてしまう人の違いは？

仕事を続けられる人と辞めてしまう人の違いって何ですか

28歳・男性

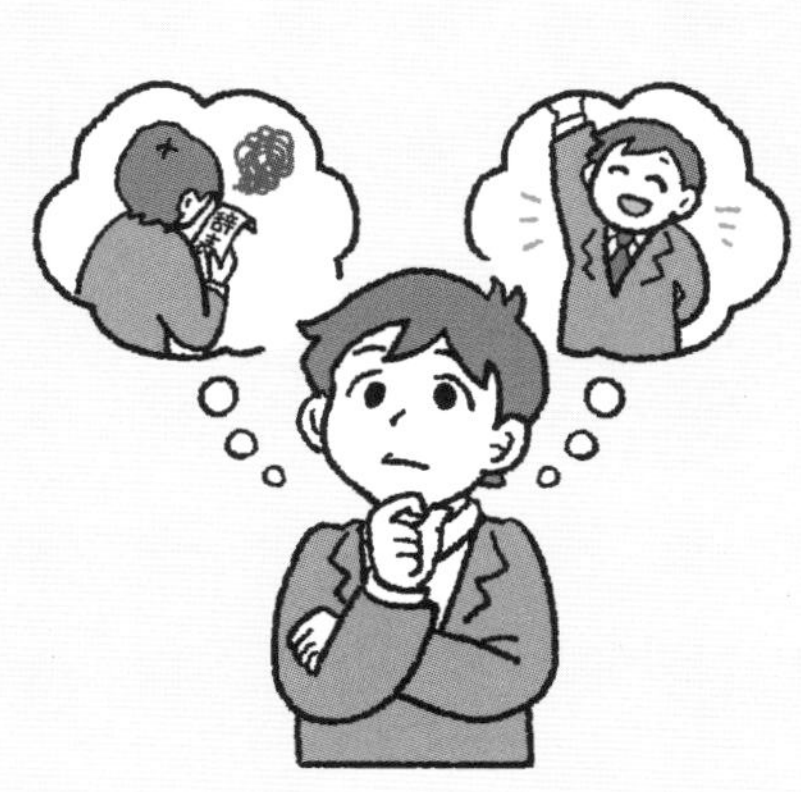

レジリエンス（心のしなやかさ）の違いかも

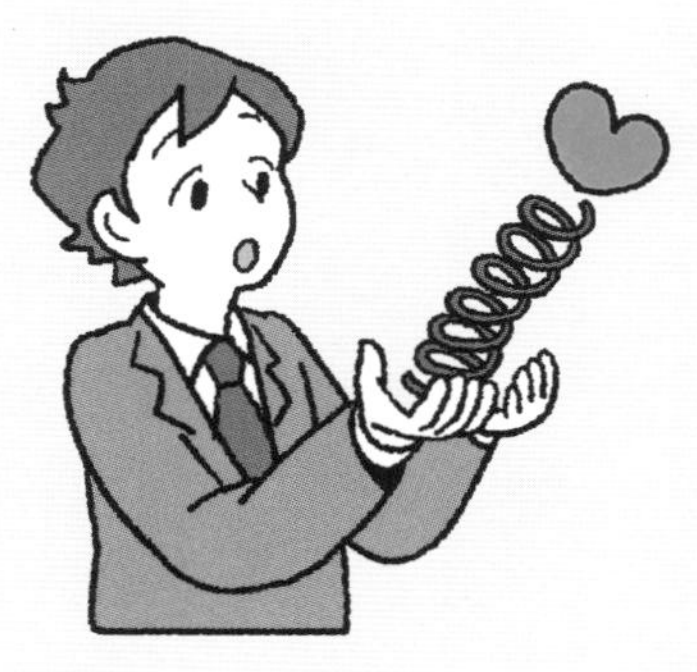

YouTube

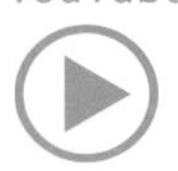

\Check!/

職場は自分が成長することで楽しくなる

仕事を辞める時の理由はさまざまです。仕事内容や職場環境が合わないからかもしれませんし、人間関係が悪くなったからかもしれません。もしかすると、レジリエンスの低さが仕事を辞めたくなってしまう原因かもしれません。

レジリエンスとは心のしなやかさです。レジリエンスが低いとメンタル疾患になりやすく、レジリエンスが高いとストレスに柔軟に対応できます。レジリエンスとはいわば「**心のバネ**」です。弾力があればストレスがかかっても、心へのダメージを緩めたり受け流したりすることができます。一方、レジリエンスが低ければストレスの直撃を受けてしまいます。特に職場ではストレスを受ける機会が多くなります。

職場というのは、最初から楽しかったり、やり甲斐を感じたりできるところではありません。プレッシャーだってあります。**誰でもそうなので深刻にならないこと。**常に深刻に受け止めてしまうと、ストレスに耐えられなくなって仕事を辞めたくなります。逆に楽しむくらいの余裕を持ったほうがよいでしょう。

もし、苦手な仕事であれば、「**自分の苦手を克服するチャンスだ**」と思ってみる。これが「なんで苦手なことをやらされるんだろう」とネガティブに考えると辛くなります。何事でも自分の「**成長のチャンス**」だととらえましょう。

人は物事を楽しめる能力を持っているかいないかで、人生の楽しさが変わってきます。楽しめる能力がない人は、どんな職場に行っても苦行です。**自分が成長して変わっていこう、自分の持っている能力を活かして楽しもう、**と心掛ければ楽しく仕事を続けられるようになり、レジリエンスを高めることになります。

昨日できなかったことが、今日できるようになることが成長です。**日々の仕事の中に「小さな成長」を発見できるようになると、仕事は楽しくなります。**

職場の人間関係はどうでもいい

人間関係が最もストレスになってしまうのはなぜですか

女性

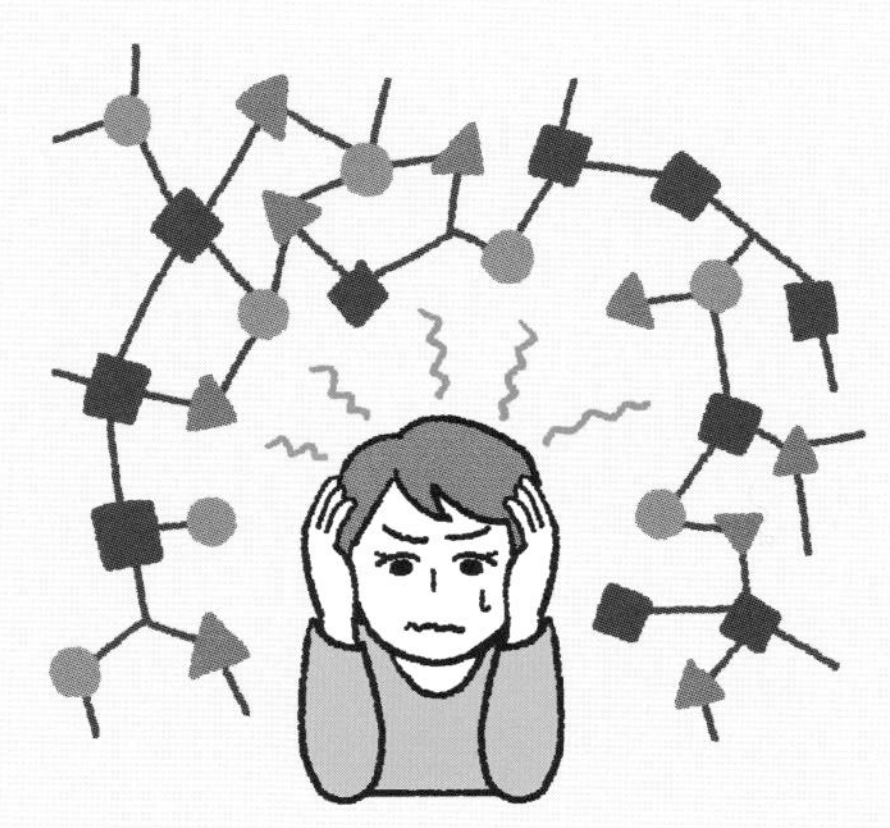

人間関係はそもそも煩わしい ストレスをスルーする技術を身につけよう

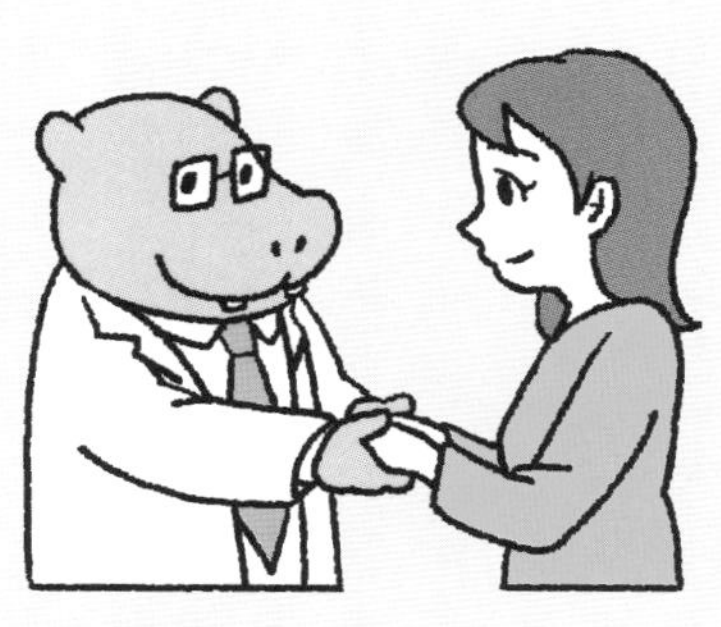

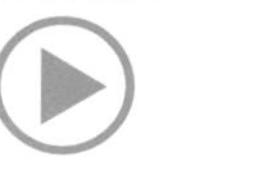

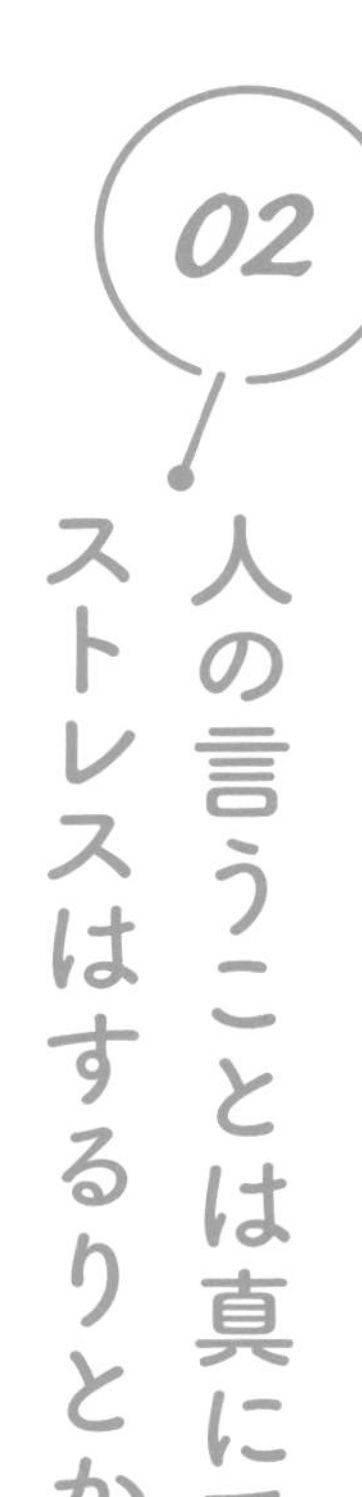

02 人の言うことは真に受けずにストレスはするりとかわす

人間関係がすごくストレスだというのは、**人の言うことや態度を真に受けてしまう**からです。スペインの闘牛を思い浮かべてみてください。巨大な猛牛があなたに向かってきます。あなたはこの牛を盾で真正面から受け止めようとしています。体当たりをされればはね飛ばされるでしょう。一度目は踏ん張れても牛は何度でも体当たりしてきます。そして結局、はね飛ばされます。

一方、**プロの闘牛士は牛とぶつかることはありません。ひらりひらりとかわします**。これは**ストレスをスルーしている**のと同じです。だからはね飛ばされることもなく、そのうち牛のほうが疲れてしまいます。

ストレスは日常生活の中にいくらでもあります。毎日楽しいことばかりではありません。私もこれまで20箇所くらいの職場で働いてきましたが、人間関係が円満だった職場はありませんでした。

ですから、今の職場が辛いからといって転職しても、人間関係の煩わしさはついて回ります。それよりも、**スルーできるテクニックを身につけたほうがいい。**

日本人は真面目すぎるので、ストレスをまともに受けてしまいます。メンタル疾患になりやすい人ほど真面目で、ストレスに必死に立ち向います。

しかし、**職場の人間関係などどうでもいい**のです。会社を辞めれば二度と会わない、それっきりの関係です。そんなものにエネルギーを費やしてはいけません。それより家族やパートナーを大切にすることにエネルギーを費やすべきです。

ユダヤの格言に「**10人いれば自分を悪く思う人が1人いる。自分に対して好意的な人は2人いる。残りの7人はなんとも思っていない**」があります。だからあなたを嫌う人は適当にあしらい、スルーすればいいのです。**自分に好意を持ってくれる人や大切に思ってくれる人と仲良くするだけで、毎日が楽しくなります。**

「サザエさん症候群」の対処法

日曜日の夕方になると
頭痛や嘔吐
腹痛と変な汗が
出るのですが…

50歳・女性

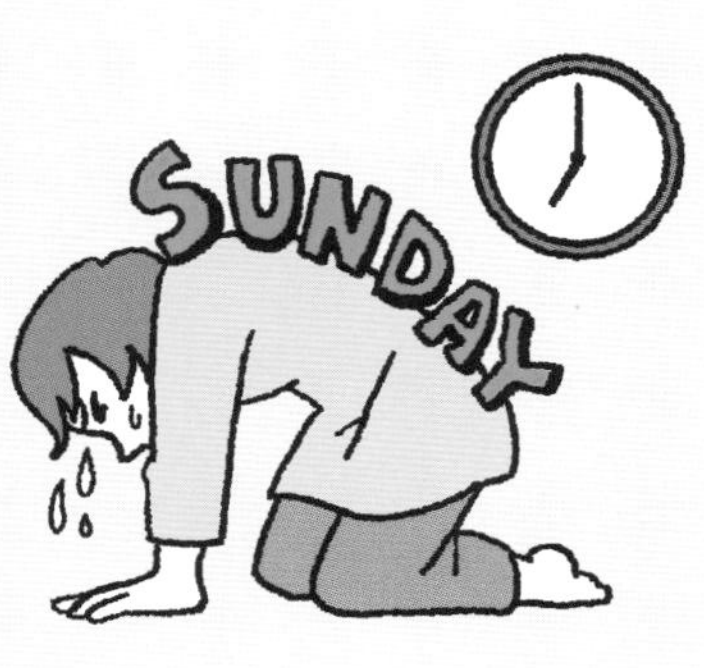

1日ごとにリフレッシュできる生活習慣に変えて土日に疲労を持ち込まない

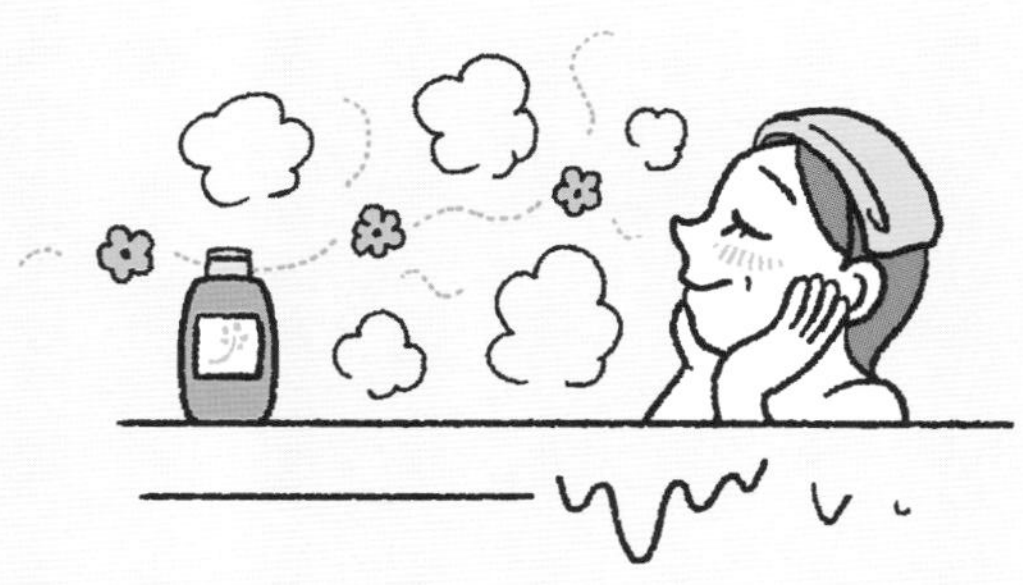

YouTube

\Check!/

宵越しのストレスは持たないで、1日で疲労と回復の収支を合わせる

月曜日から仕事が始まることで、日曜日の夕方から気分が憂うつになることを、その時間帯に放送されているテレビアニメ『サザエさん』に由来して、「サザエさん症候群」と言います。相談者さんには頭痛や嘔吐、腹痛、発汗などの症状が出ているので、かなり激しい「サザエさん症候群」になっていると思われます。

私が提唱しているのが、1日の中で疲労と回復の収支を合わせる働き方です。つまり、一生懸命働いて休むというサイクルを1日単位で完結させるのです。朝の9時から夕方5時まで一生懸命働いたら、その後は遊んだり家族と過ごしたりする。美味しいものを食べてお酒を飲み、リラックスして1日を終える。

そもそも、平日は働く日で土日だけが休める日なんだと、私たちは刷り込まれ

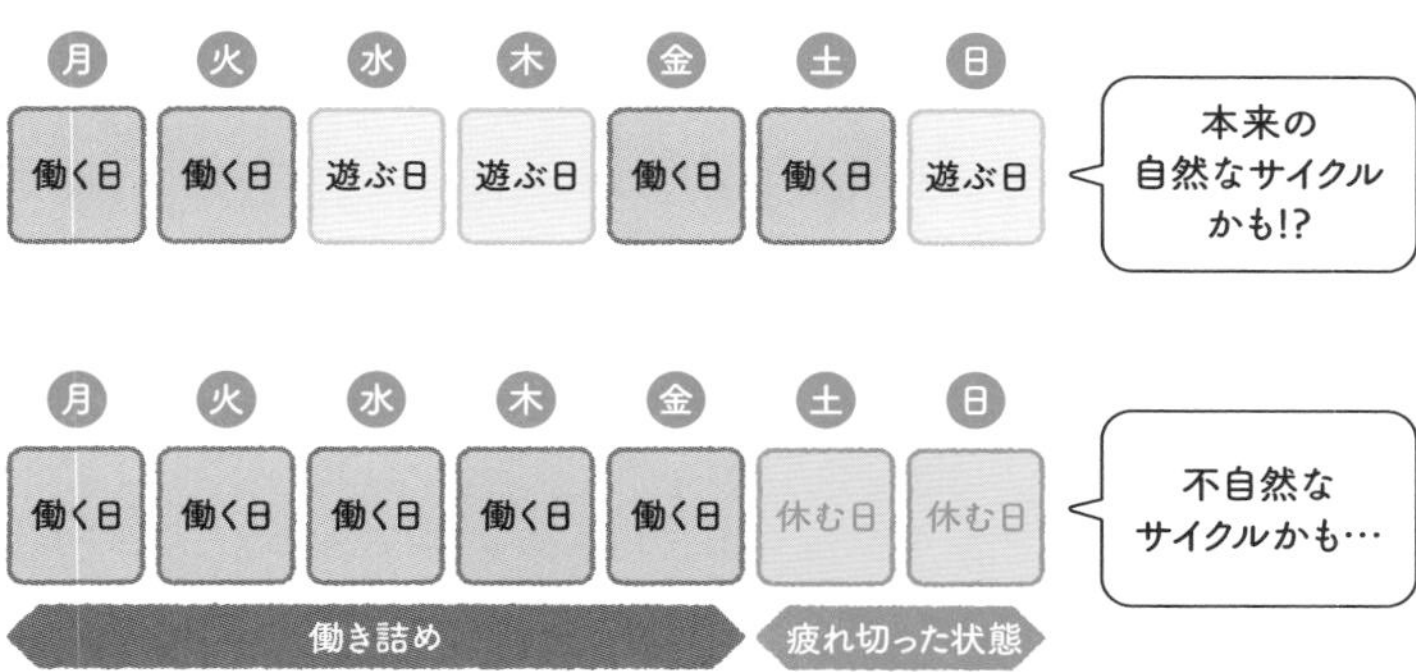

ているから月曜の前日になると憂うつになるのです。宵越し(よいご)のストレスは持たない。平日の1日ごとにリフレッシュし、その日のうちにストレスを解消するようにすれば、土日はもっとクリエイティブな使い方ができるようになります。自己投資のための読書や美術館巡り、友人とお茶をしたり、ドライブなど余裕のある時間の使い方ができます。

多くの人が平日にストレスを抱え込みすぎて、土日は疲労回復に使わざるを得ない状況になっています。しかし、**その日のストレスはその日のうちに解消する、という生活習慣を身につければ、平日も土日も関係なくなります。**私は毎日執筆活動をしています。旅行中も執筆しています。しかし夕方から夜にかけては毎日遊んでいます。1日の中で疲労と回復の収支を合わせるためです。

人に頼れない

仕事を人に頼んだり人を頼ったりすることができません

35歳・男性

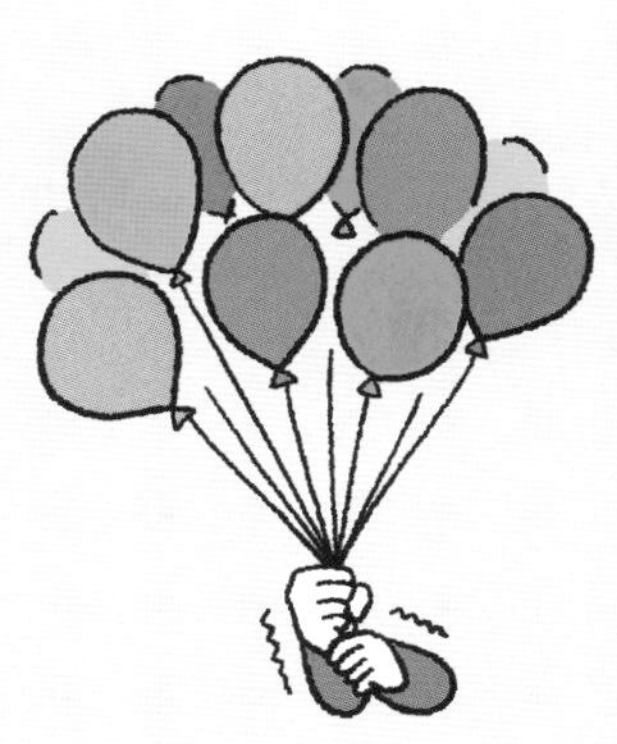

工夫した頼み方で相手との信頼関係を築きましょう

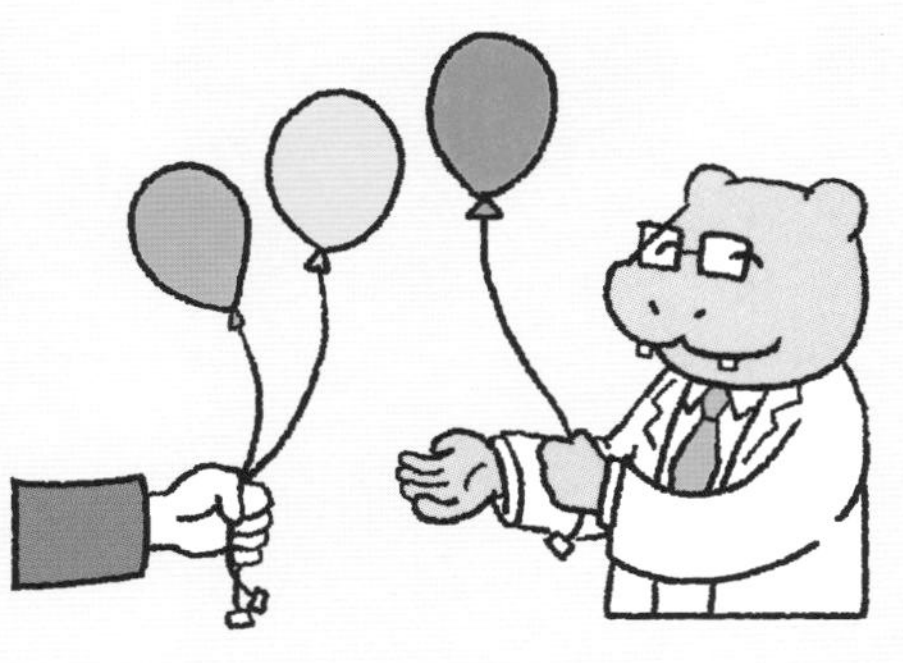

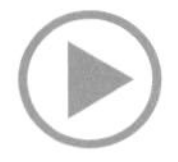

人に頼ったり任せたりすることは信頼関係を築くために良いこと

人に仕事を頼んだり、人を頼ったりすることができない人はけっこういます。

これにはいろいろなケースがあります。

たとえば、事前に了承を得ていたにもかかわらず、いざ頼もうとした時に相手が忙しそうにしていると尻込みして頼めなくなってしまう人。また、相手が部下で本来仕事を頼むことは当然の関係であるにもかかわらず、仕事を任せられないという人もけっこういます。

人に頼れなかったり任せられなかったりするのは、相手との信頼関係が不足している可能性が高いです。本当にお互いに信頼関係が築かれていれば、相手を頼ることができますし、安心して任せることもできます。責任ある仕事を任せられるということは、「自分が信頼されている」証拠であり、むしろうれしいと感じるでしょう。

一方、相手に頼れなかったり任せられなかったりするのは相手のことを十分に信頼していないからです。相手も「自分は信頼されていないかも」と思っているかもしれません。まずは**自分から心を開いて、相手を信頼することから始めなければなりません。**その上で、信頼している証として仕事を依頼して任せるのです。そうすると、相手も自分が信頼されていることに気づきます。こうしてお互いに助け合いながら信頼関係を深めていきます。

この時、本当は迷惑ではないにもかかわらず、**「相手に迷惑をかけてしまいそう」と思ってしまうと、信頼関係はいつまでも築けません。**

人に頼むのが苦手な人は、頼み方を工夫しましょう。「先日の資料がすばらしかったので、またお願いできるかな」と、**その人に頼む理由、その人の得意、長所と合わせて伝えることで、相手が喜ぶ頼み方ができます。**

怒られても落ち込まない方法

少しでも怒られたり
注意されたり
嫌みや小言を言われる
だけでひどく落ち込んで
しまいます

33歳・男性

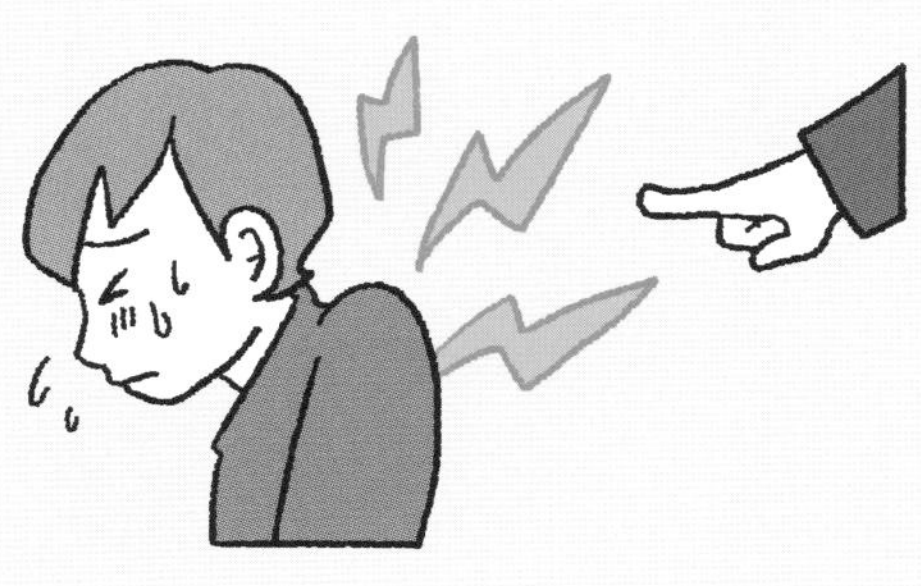

第1章 職場で仕事を楽しむ

怒られるのは自己成長の絶好のチャンス原因を理解して改善点を考えましょう

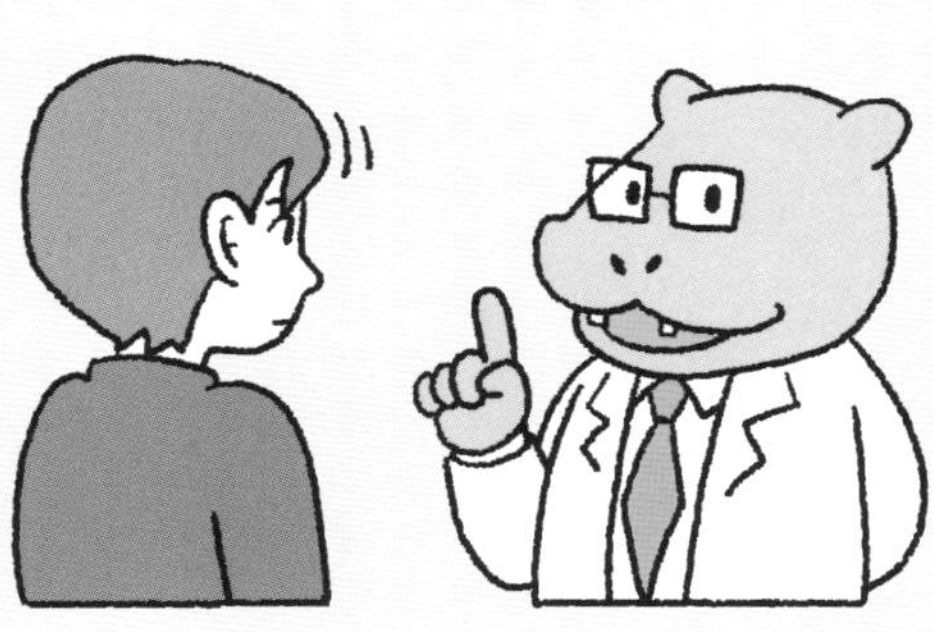

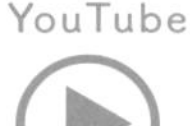

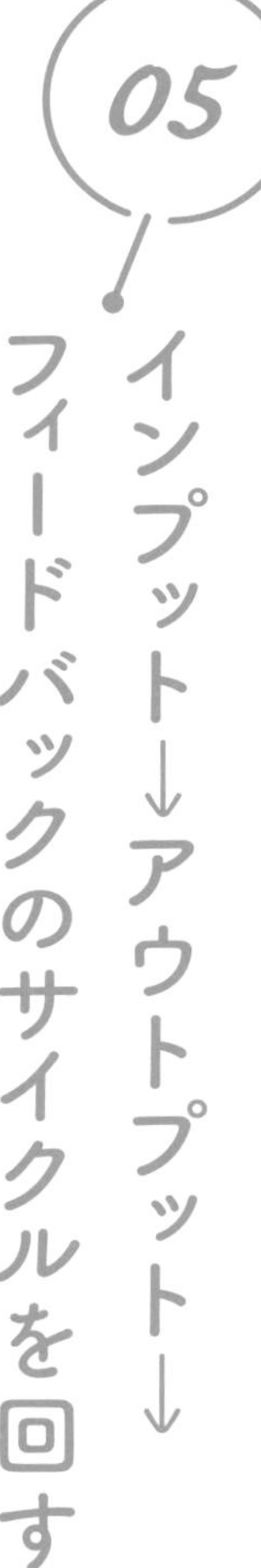

05 インプット→アウトプット→フィードバックのサイクルを回す

会社の上司から怒られたり小言を言われたりしたら、なぜ怒られたのか、原因を調べて修正すればいいのです。改善、修正するために何ができるのか。失敗を振り返り、必死に自分で考えなければいけません。そうなると自分を責めたり、凹(へこ)んでいるひまはありません。

上手くいかなかったり失敗した時に、問題点を見極めて改善点を見出し、修正することを「フィードバック」といいます。フィードバックを行わなかったり、行っても不十分な場合は、また同じミスをして怒られます。しかし、適切なフィードバックを行えば、同じ失敗は起こりません。そうすれば怒られたり小言を言われたりしなくなり、少なくとも以前よりは改善します。

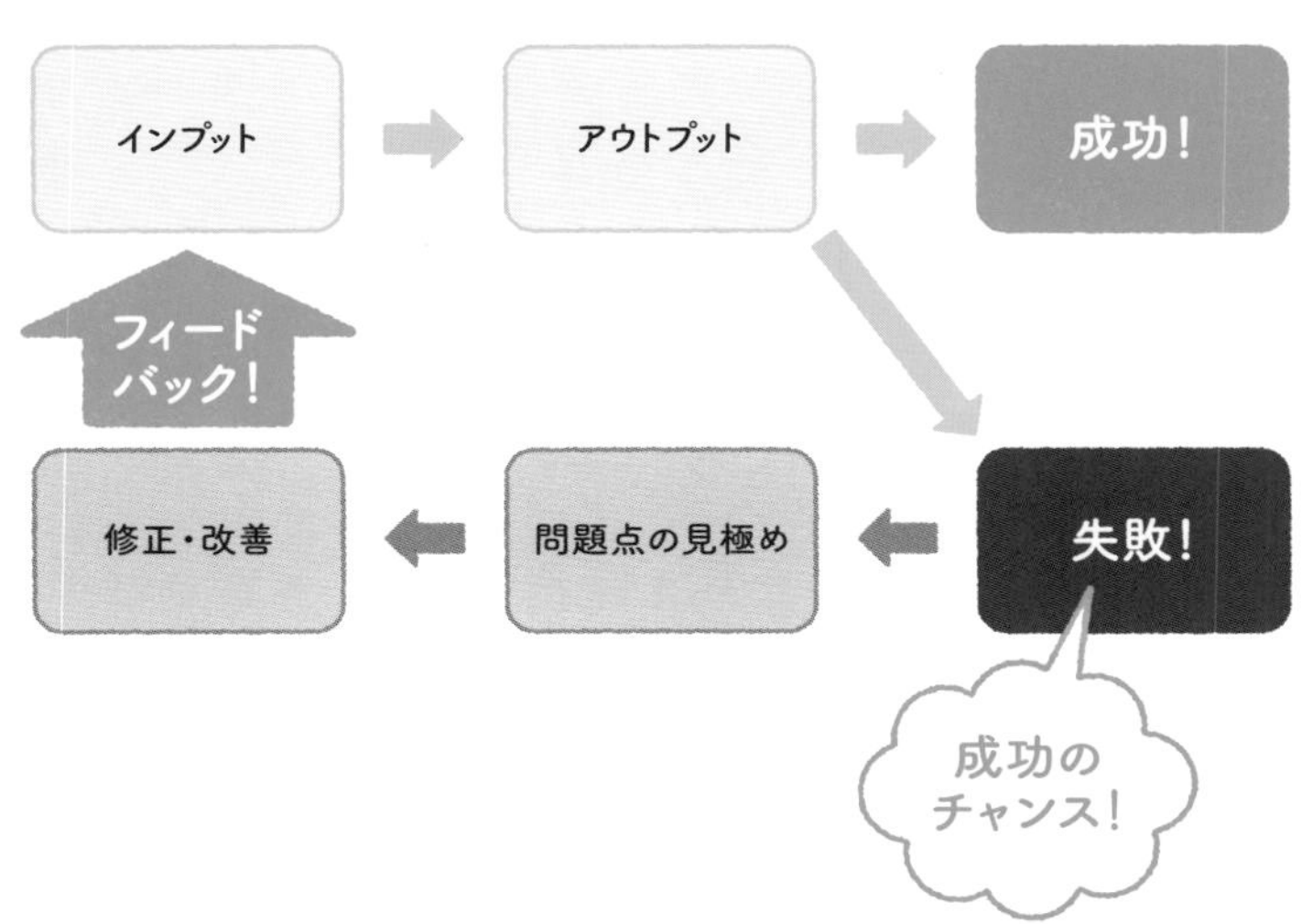

ですから、怒られたり小言を言われたりしたら、「自己成長の絶好のチャンス」だと思いましょう。いきなり凹んだり落ち込んだりするのではなく、まずはその原因を分析しましょう。

紙に書き出すなどして客観視して改善策を講じ、それをメモしたり、ToDoリストに登録したりします。

失敗は誰でもします。重要なのは同じ失敗を繰り返さないこと。だから「失敗したら、必ずフィードバックする」ことを習慣にしてください。自己成長するためにはインプット→アウトプット→フィードバックのサイクルを回し続けましょう。これこそが、最強の仕事術です。

テレワークでメンタルが不安定にならない方法

在宅のテレワークで気分が落ち込むようになりました

47歳・男性

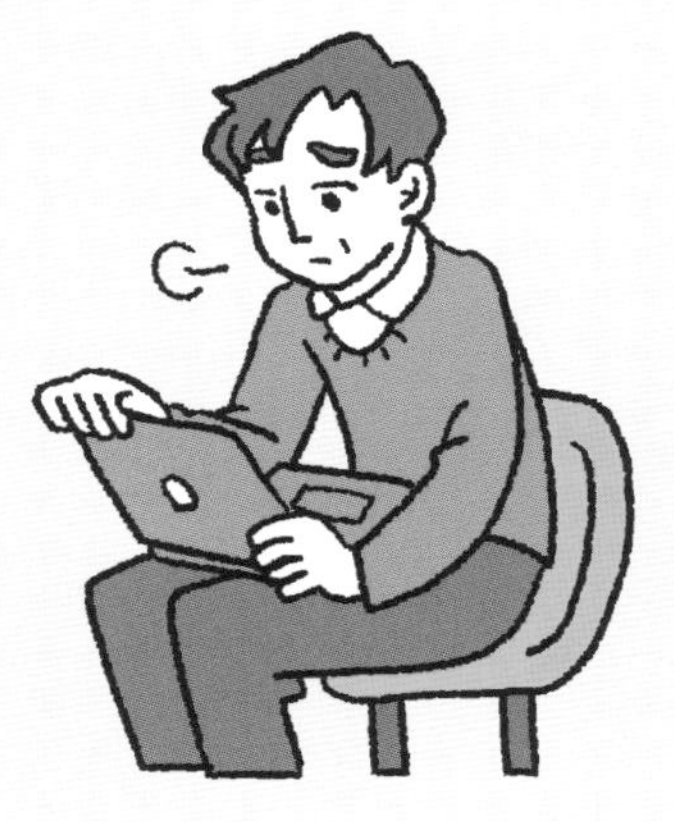

第1章 職場で仕事を楽しむ

リアルで会う機会を増やしオンライン会議でも雑談の時間を増やしましょう

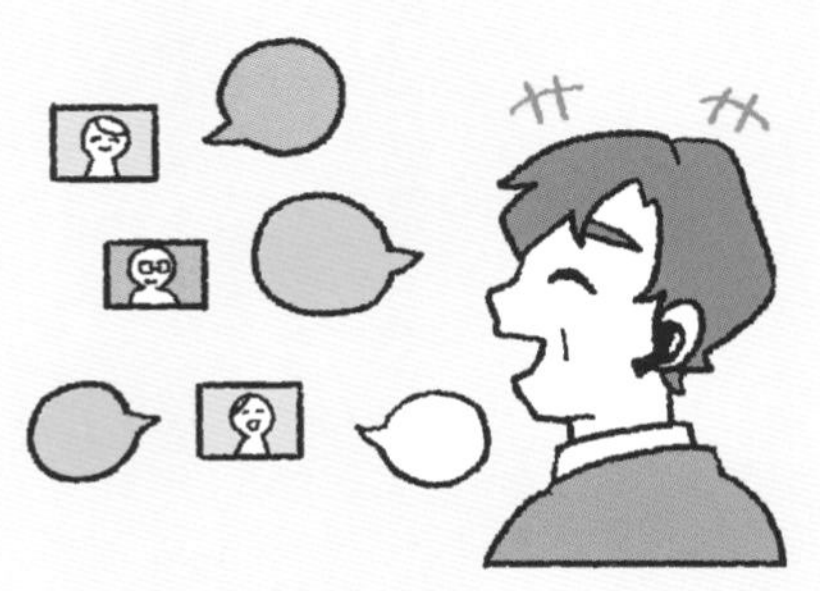

YouTube

一緒にいることや生産性のない雑談が休憩になる

コロナ禍がきっかけでテレワークを導入する企業が増えました。通勤せずに仕事ができるなんてなんと快適なのだろう、とも思えますが、必ずしもいいことばかりではありません。**在宅ワークを続けた結果、気分が落ち込むようになり、たまに会社に出社するとかえって気分がよくなる**現象が起きています。

これは「孤独」の問題です。ネット上で会っていても所詮はネット。ネットの交流もないよりはいいですが、対面でリアルに会うほうが心の癒しになります。常にテレワークだと私たちの孤独は進んでいきます。孤独によるストレスはジワジワとメンタルを蝕(むしば)んでいきます。テレビ会議では表情や口調、視線、雰囲気などを含む非言語コミュニケーションがとりにくかったりします。カメラでは視線がずれますので、視線が合うだけで出るオキシトシンという癒しの物質が出ません。オキシトシンは人と一緒にいるだけでも出ます。しかしテレワークではオキシトシンが出る機会が少なくなり、ストレスを受けやすくなります。

これらの対処法として雑談が有効だという論文があります。テレワークは雑談がしにくかったり、上司が雑談をしようとしても、若い人たちは「さっさと本題に入ってくれよ」と思います。雑談には意味がないと思っているのでしょう。

コミュニケーションの効果は、リアルが10だとすればネットが1、会わないのが0といえます。ですからときどき出社すると気分がよくなるのです。雑談や上司のおやじギャグでさえ意外と効果があります。**「生産性のない雑談」**は、休息、**気分改善効果が高い**という研究もあります。生産性ばかりを追求して徹底して無駄を排除しようとすると、かえって疲労を生みます。

したがって、**リアルのコミュニケーションを大切にしたり、テレワークでも会議前の数分で雑談をする**などの心掛けが大切です。

会社を辞めたい

会社を辞めたくて仕方ないのですがスキルもキャリアもありません

28歳・男性

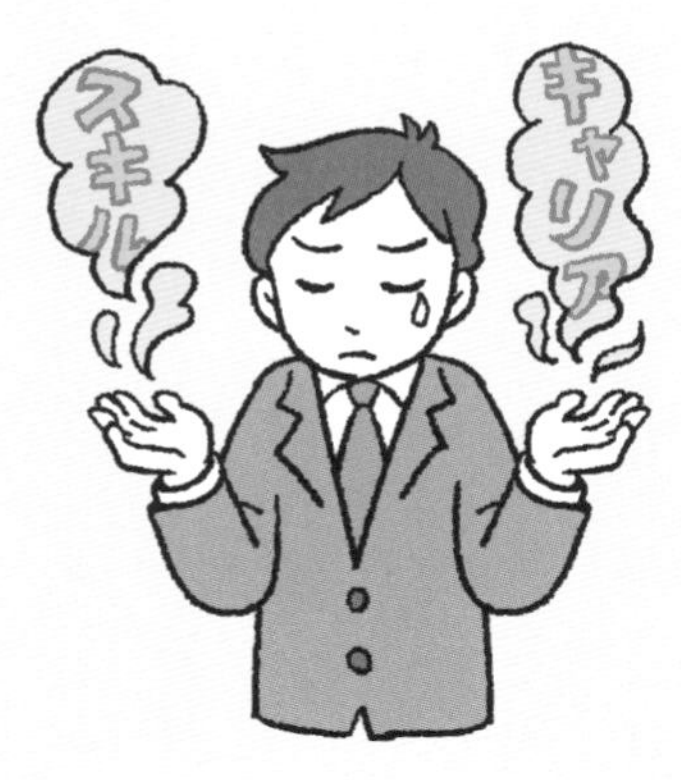

3カ月後に提出する辞表を書く3人以上に相談する

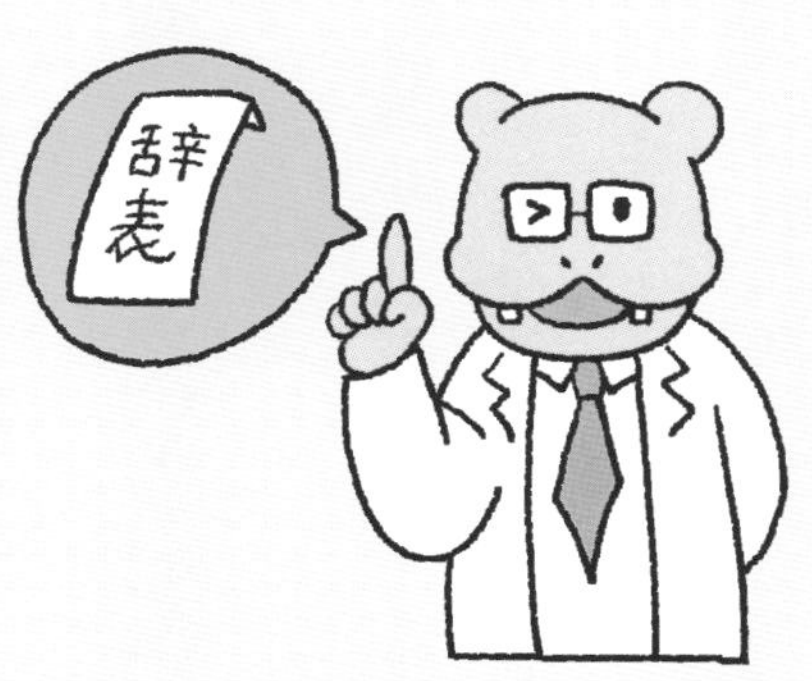

辞めることを前提に働くと今の職場の良いところに気づく

会社を辞めたい人はたくさんいますが、**みんながみんな辞めるわけではありません。**踏み止まった人は、なぜ辞めなかったのでしょうか。たとえば時間管理コンサルタントの石川和男氏は、20代後半に会社を辞めたいと思ったそうです。しかし、転職しても何のスキルもないため、苦労することが目に見えていました。

そこで、今の職場でスキルとキャリアを身につけようと思い、人が嫌がる仕事も率先して行い、営業先で怒られてもその人が将来のお客さんになると思って学ぶようにしたと言います。すると、お金をもらいながら経験が積めるのだと考えられるようになって会社が楽しくなり、結局辞めなかったそうです。

このように**現在の苦しみが将来役に立つことがわかると、人は頑張れます。**私がおすすめする方法は、会社を辞めたくなったら、「3カ月後に出す辞表を書く」ことです。辞表を机の引き出しに入れて、3カ月後に辞める前提で働きます。

すると、「どうせ3カ月後には辞めるんだ」と心に余裕ができたことから職場を客観的に見られるようになり、良いことが目につくようになります。給料は業界でも良いほうだし、休日出勤もない。そして多くの人が転職してから後悔している噂も聞こえてくる。みんな辞めてから、前の会社の良かった点に気づきます。

つまり、「3カ月後に出す辞表」を書くことで、辞めた後に気づくことを先取りして気づいてしまおうということです。それでも良いところが見つからなければ、3カ月後に本当に辞めればいいのです。

誰にも相談せずに会社を辞める人は、たいてい後悔します。ですから必ず退職、転職を経験した3人以上に相談してください。できれば「転職で成功した人」と「転職で失敗した人」の両方の意見を聞きましょう。退職、転職のメリットとデメリットを知ることで、後悔のない、より正しい決断ができるはずです。

第1章のまとめ

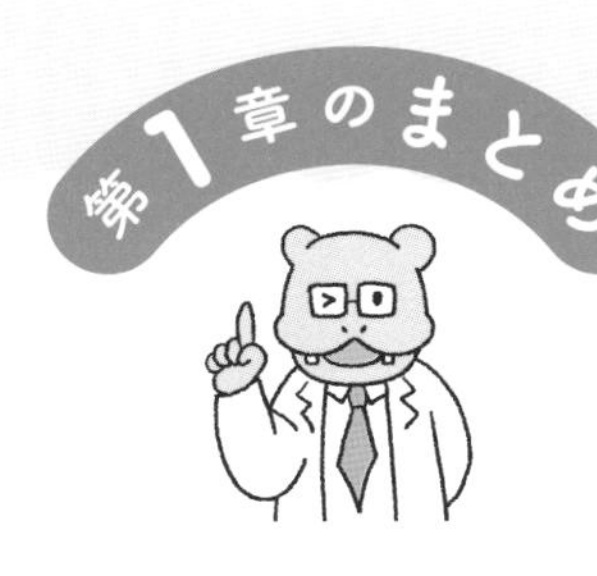

プレッシャーや上司の小言も自己成長のチャンス！ストレスはスルーする

① 職場で仕事がツラい人に贈る言葉

- 我慢するのではなく、心をしなやかにする。
- 苦手な仕事は、成長のチャンス！
- 日々の仕事に「小さな成長」を発見しよう！

2 職場の人間関係がツライ人に贈る言葉

- 人の言うことは、真に受けない。それは、その人の考え方。
- ストレスは、受け止めないでスルーする。
- 職場の人間関係は、テキトーでいい。

3 日曜の夜に憂うつになる人に贈る言葉

- 1日で、疲労と回復の収支を合わせる。
- 昼はバリバリ働いて、夜はゆっくり休む。
- 宵越しのストレスは持たない。

4 人に頼れない人に贈る言葉

- まず自分から信頼する。すると信頼が返ってくる。
- 「任せる」は、「信頼しているよ」という表現。
- 仕事を任せることで、信頼関係が深まる。

5 怒られて落ち込みやすい人に贈る言葉

- 怒られた時は、自己成長の絶好のチャンス！
- 「事実」と「感情」を切り分ける。
- フィードバックで、「失敗」は「経験」に変わる。

テレワークでメンタルが不安定な人に贈る言葉

- テレワークで「コミュニケーション不足」になる。
- リアルで会えることは素晴らしい！
- 雑談には、「癒やし」の効果がある。もっと雑談しよう！

会社を辞めたい人に贈る言葉

- 「悪い点」だけではなく、「良い点」も探してみよう。
- 3人以上の意見を聞こう。
- 時間をおくだけで、状況は変わる。

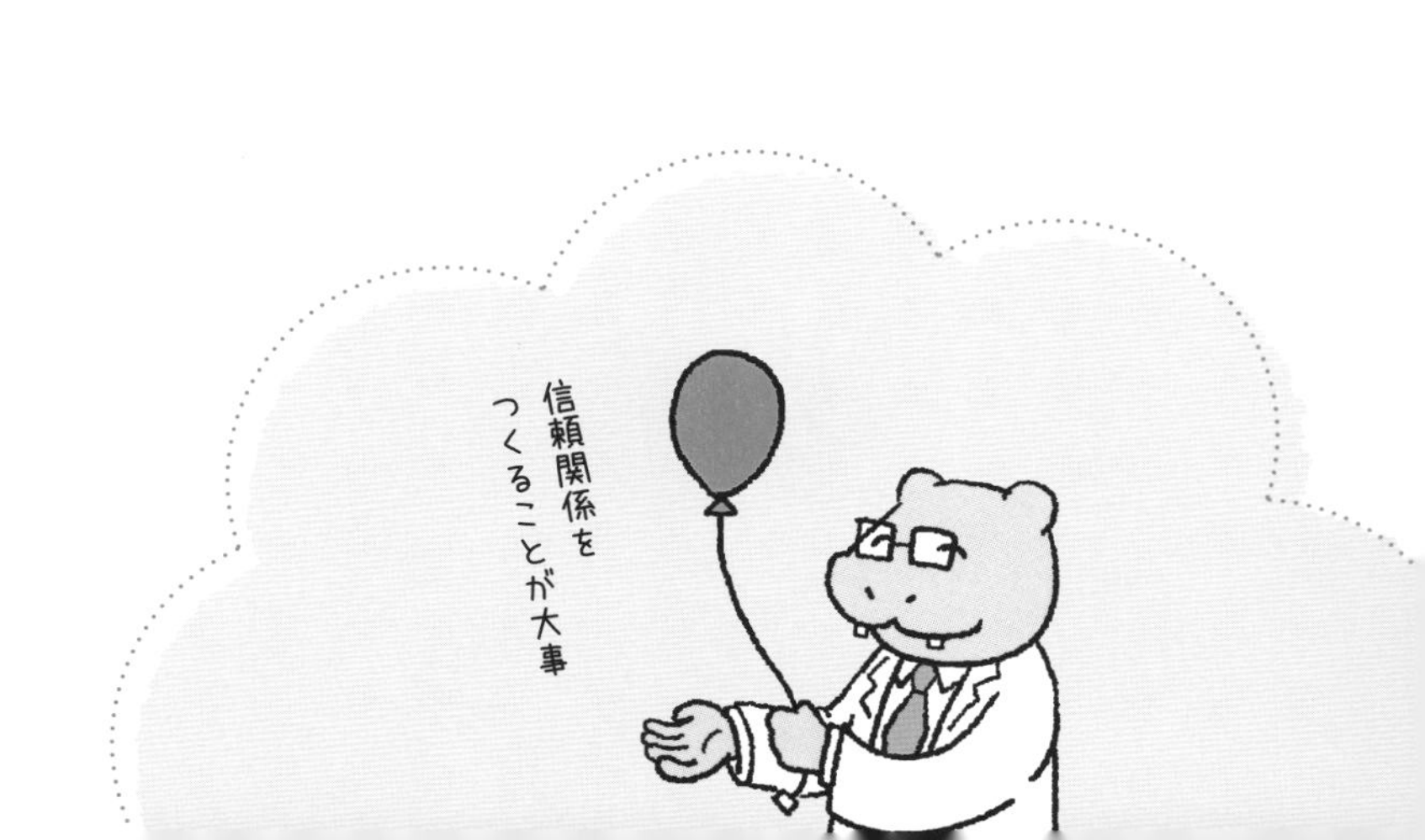
信頼関係を
つくることが大事

第2章

自分の心やストレスと上手に付き合う

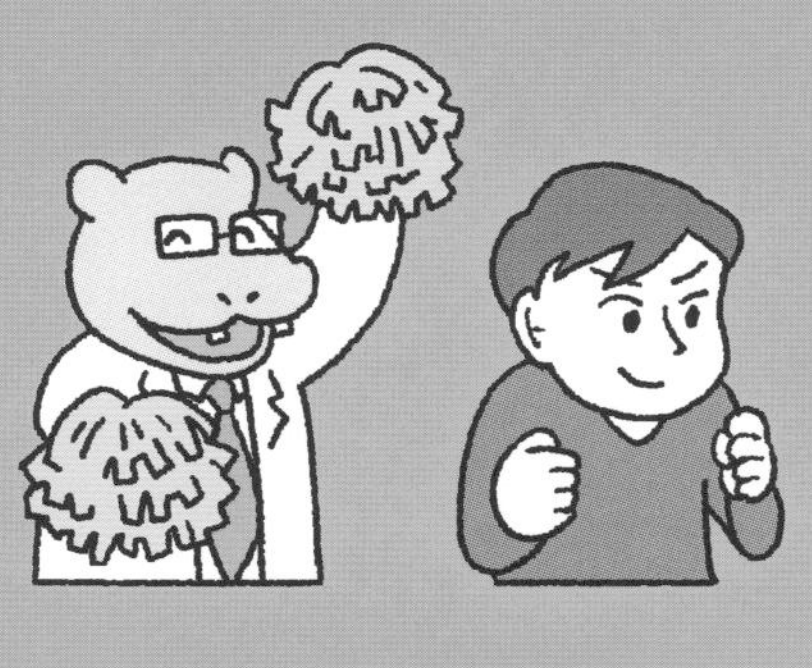

「あなたのストレス」は自分でつくりだしている！

女性の大半は
イケメンが好きだと
聞いているので
ブサメンの自分には
自信が持てません

27歳・男性

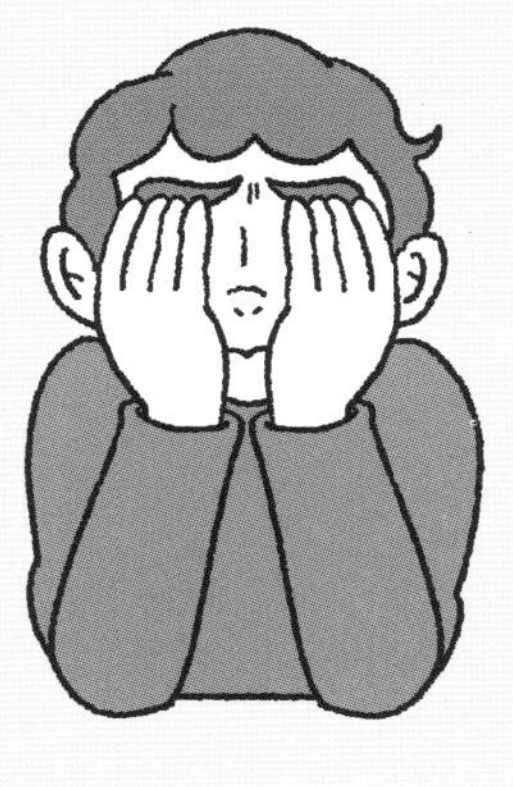

自分の持っている情報が思い込みではないのか調べてみる

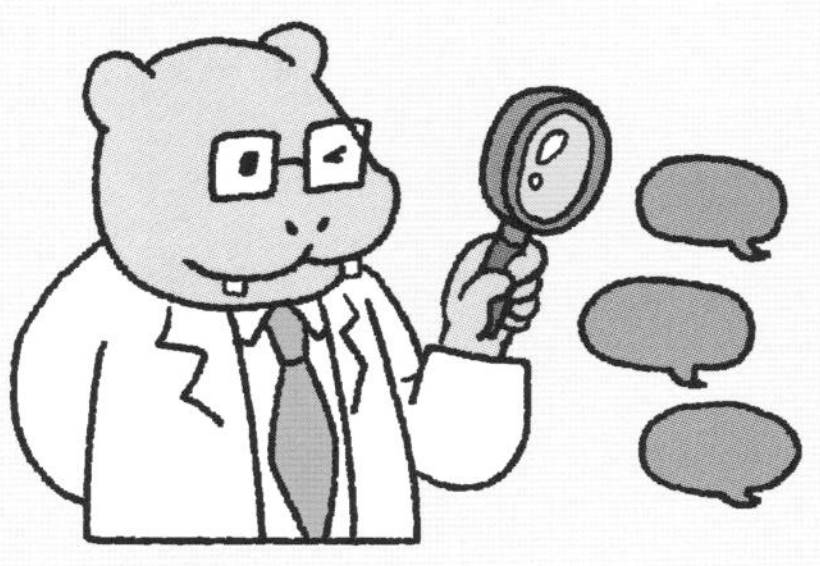

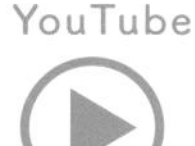

認知バイアスを取り除くだけで前向きな気持ちになる

相談者は、女性の大半はイケメンが好きという情報が本当かどうか調べてみたのでしょうか。ネットで「女性に好かれる男性の特徴」や「女性に嫌われる男性の特徴」を検索すると、たくさんの情報を見つけられます。

私がネットで調べた結果では、女性に好かれる男性の特徴に「顔がいい」がトップだった例はありません。トップに多かったのは「清潔感」です。そして「背が高い」、「イケメン」、「筋肉質」、「肌がきれい」と続きました。結婚相手として求める特徴には、「お金があること」や「一流企業に勤務」が加わります。

ある調査によると「イケメン」を条件にしている女性は3割程度。つまり「イケメン」は好かれるための決定的な条件ではないのです。ですから、**もしイケメ**

ンでなければ、それ以外の努力をすればよいのです。身長以外は努力でなんとでもなります。筋肉質には筋トレで、収入は仕事で増やせます。性格だって日頃から女性に心遣（づか）いを見せたり優しくあろうと努力すれば、変わります。

私たちは心理学でいう「認知バイアス（思い込み）」により、自分が求めている結果を探します。「イケメンでなければモテない」も認知バイアスです。その思い込みで、「イケメンはモテる」という記事ばかりが目についてしまうのです。

他にも自分は内気なので人前で話すことが苦手で困っている、という人がいますが樺沢の調査によると、世の中の人の8～9割は自分のことを内気で話し下手だと思っています。社交的で話も上手だと思っている人は1～2割程度です。

多くの人が認知バイアスで結論を出して逃げているのです。つまり、あなたのストレスは、あなた自身がつくり出しています。これを防ぐには、冷静になって調べてみることです。スマホで検索すれば3分でわかります。たった3分の検索で、自分は思っていたほどダメじゃない、とプラス思考に切り替えられるのです。

ストレスを自分で判断するには？

ストレスがたまっているのかどうか自分でわかりません

35歳・男性

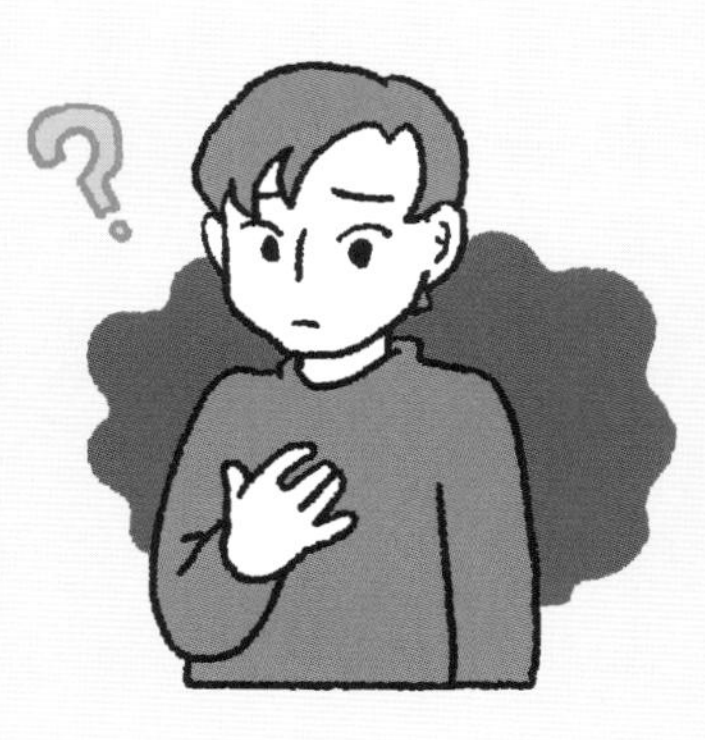

自分のストレスには自分では気づけない人の言葉に耳を傾けましょう

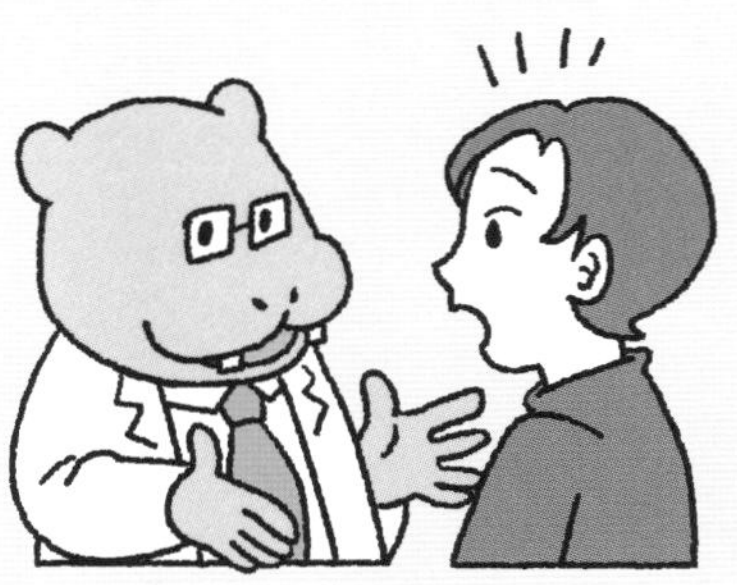

YouTube

\Check!/

日記を書いたり、ブログなどに自分の気分や体調を記録する

相談者は、親の介護と自営業の両立で不眠症になり、精神科でうつ病であると判断されたそうです。しかし、**自分ではストレスに気がつかなかった**とのこと。

じつは**自分のストレスの状態を理解することは無理**です。私は今まで何千人ものうつ患者さんをみてきましたが、「何かストレスはありますか？」と尋ねても、みなさん口を揃えて「ありません」と答えます。ストレスの定義は人によって異なり、イメージも違います。ストレスを受けていると自覚できれば自分から病院に来るはずですが、うつになるか、うつの一歩手前になってやっと来院されます。

なぜ自分のストレスに気づかないのか。それは**メンタル的に落ち込んだ状態では自分自身を客観的に観察する能力が低下する**からです。たとえば、不眠症の人たちにどのくらい寝ているかアンケートを取ると、多くの人はちゃんと寝ていると答えました。不思議なことに睡眠時間が4~5時間の睡眠不足の人ほど、「ちゃんと寝ている」と答えたのです。調子が悪い人ほど「大丈夫」と答えます。

一方、妻や夫、あるいは友人や上司、同僚など、**まわりの人たちはあなたのストレスに気づきます。**最近疲れているように見えるとか、顔色が悪い、笑顔が激減した、仕事のミスが多いなど、他者には変化が見えています。ですから、これらの人々が心配してくれたら、「いや大丈夫です」と耳を貸さないのではなく、「自分は疲れているかも」と意識すべきです。

一つの方法は日記です。日記を書くと自分の状態を客観視することができます。あるいはFacebookやブログに自分の気分や体調のことを投稿しておけば、変化を客観視できますし、先月、一年前との比較ができます。また、朝起きた時に今日の気分を100点満点で評価して記録するのもいいでしょう。

普段から自分の状態を客観視する習慣をつけることをおすすめします。

ストレスは健康に悪くない!?

ストレスが原因で病気になることがあるのでしょうか

28歳・女性

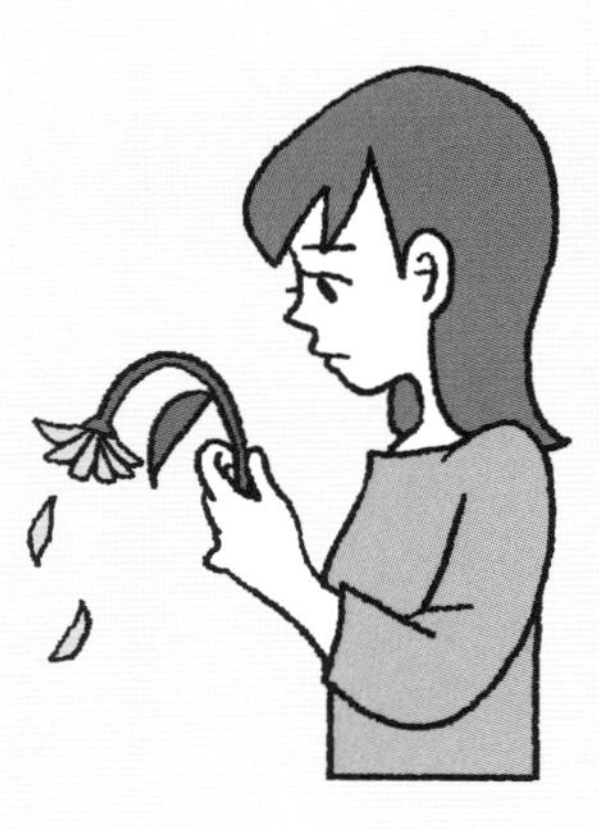

適度なストレスは頭の働きを良くし身体を健康にする

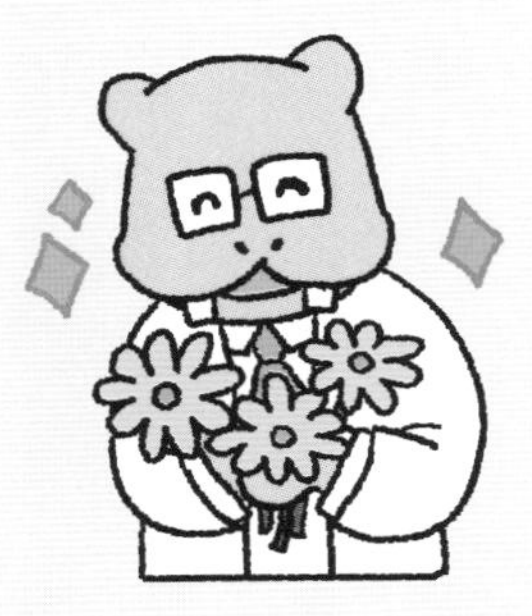

YouTube

「ストレス」まとめ動画

Check!

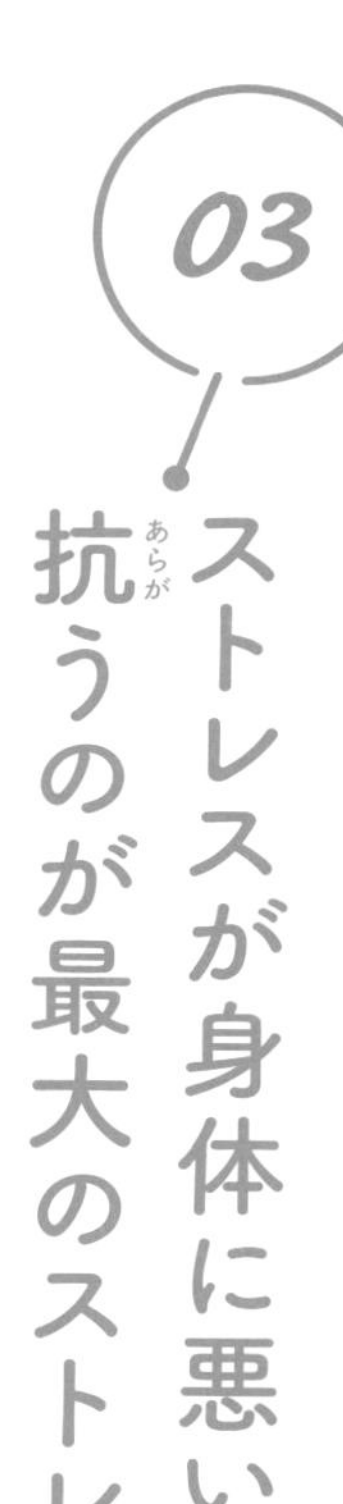

03 ストレスが身体に悪いとは限らない 抗（あらが）うのが最大のストレス

健康心理学者であるケリー・マクゴニガル著の『スタンフォードのストレスを力に変える教科書』（大和書房）に、ストレスを抱えている人が将来病気になりやすいかどうかについて書かれています。ストレスを抱えていない人に比べて、強いストレスを抱えている人の死亡率は43％高くなるとのことです。ただしこれは、ストレスは悪いものであるという認識を持った人たちの数値です。強いストレスを抱えながらも、ストレスは身体にそれほど悪くないと認識していた人たちの死亡率の上昇は、ほとんど見られなかったのです。

つまり「思い込み効果」です。「ストレスは身体に悪い」と思うことで、悪い反応を起こします。ストレスは緊張状態であり、集中力を高めるなど脳の働きを

良くする効果もあります。長期的なストレスは疲れてしまいますが、短期的な適度のストレスは思考力を研ぎ澄まし、軽度のストレスは身体を健康にします。

したがって、ストレスが病気の原因というのは必ずしも正しいとはいえません。同書ではストレスが健康に悪いという1時間のビデオを見せただけでも実際のストレスの数値や血液のデータまで変化する興味深い実験を紹介しています。

結局、**人は自分が思っているようになる**のです。薬を飲む時、効くと思って飲むほど薬の効果が高い。プラシーボ（偽薬）効果は有名です。ですから、ストレスは身体に悪いと思っていると本当に病気になってしまいますが、多少のストレスは健康に影響がないと、楽観的に構えたほうがいいのです。

私たちは**ストレスを取り除かないといけないと思いますが、そのこと自体がさらにストレスを強める**のです。ストレスの原因には人間関係や仕事など、取り除けないものもあります。しかし、**ストレスがそれほど悪いものではない**ことがわかれば、無理に抗う（あらが）こともありません。それでストレスの影響も軽くなるのです。

悩みを相談できる人がいません

ガス抜きを
したくても
話せる
相手がいません

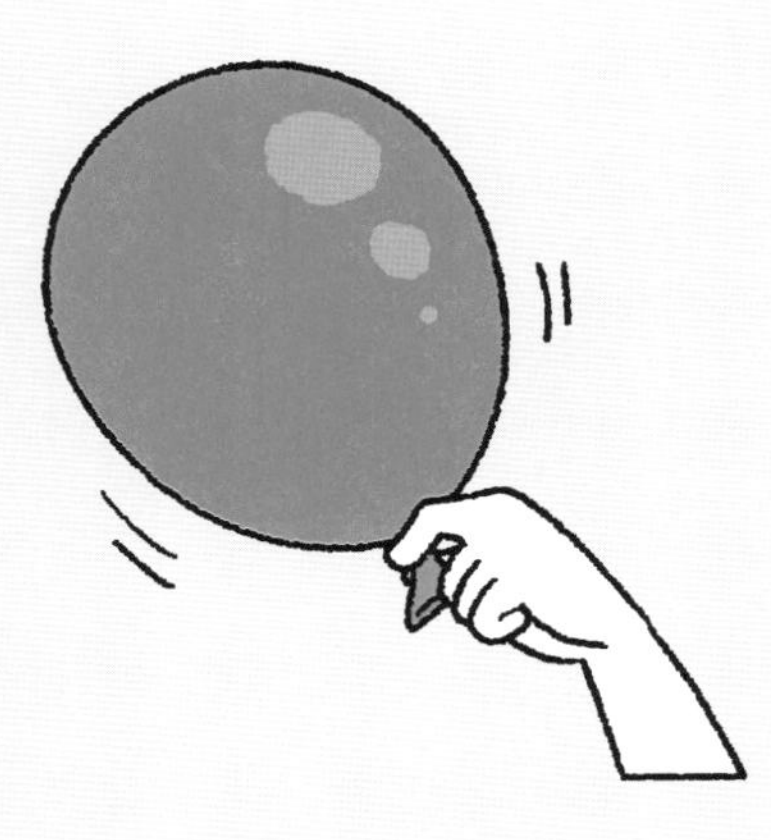

あなたを気遣う人は必ず身近にいます ただ気づいていないだけ

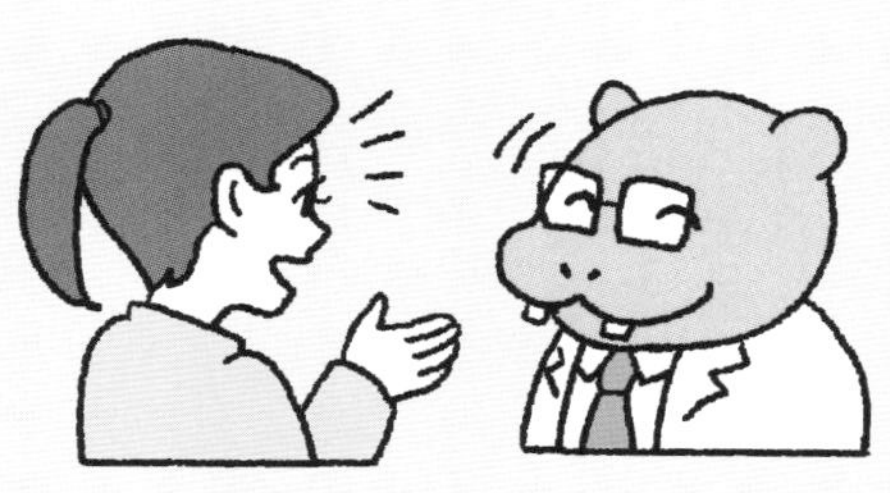

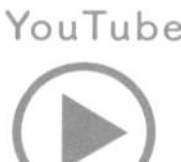

自分の話を聞いてほしければまず相手の話を聞いてみる

「ガス抜き」をしたくても、話す相手がいないのでどうすればよいのかと悩んでいる人は、**話し相手を見つければいいのです。別に今すぐ見つける必要はありません。**1カ月後でもいいし、3カ月後でもいい。半年後でも構いません。

話したり、相談できる人がいると楽になりますよ、とアドバイスすると、「相談する人などいません」と一蹴（いっしゅう）されます。でも、別にいなくてもいいのです。これから見つければいい。**必ず話を聞いてくれる人がいるものです。**

他の人たちだって、自分の話を聞いてくれる人がいればいいな、と思っています。ですから探しましょう。あるいは既に聞いてくれる人がいるのに気づいていないだけかもしれません。あなたが臆病で相談できていないだけかもしれません。

ですから、「自分を心配してくれる人などこの世にいない」と言っているような人でも、あなたのことを心配してくれる人が必ずいます。ただ気づいていないだけです。

また、意外とすぐそばにいることもあります。ただ、「何かあったら相談してね」といちいち口に出さないだけ。普段は普段なりの接し方をしているだけで困った時には相談にのってくれるものです。

ただ、自分の話を聞いてもらうには、自分もその人の話を聞くようにしましょう。相手の話は聞きたくないけど、自分の話は聞いて欲しいというのは、都合が良すぎるでしょう。

コミュニケーションは「お互い様」なのです。普段から相手の話を聞くようにしていれば、相手もあなたの話を聞いてくれます。それができないと、今度こそ本当に孤独になってしまいます。

ですから、今日からでも身近な人たちの話を聞くことから始めてみましょう。

心の充電をする方法

疲れがたまって心のエネルギーが枯渇(こかつ)している気がします

27歳・女性

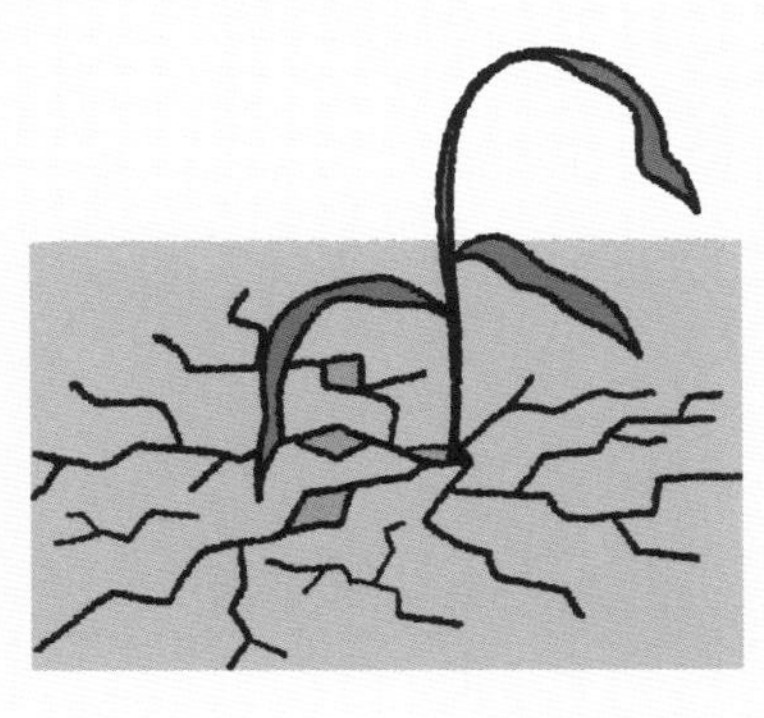

何もしないでボーっとする時間を作りましょう

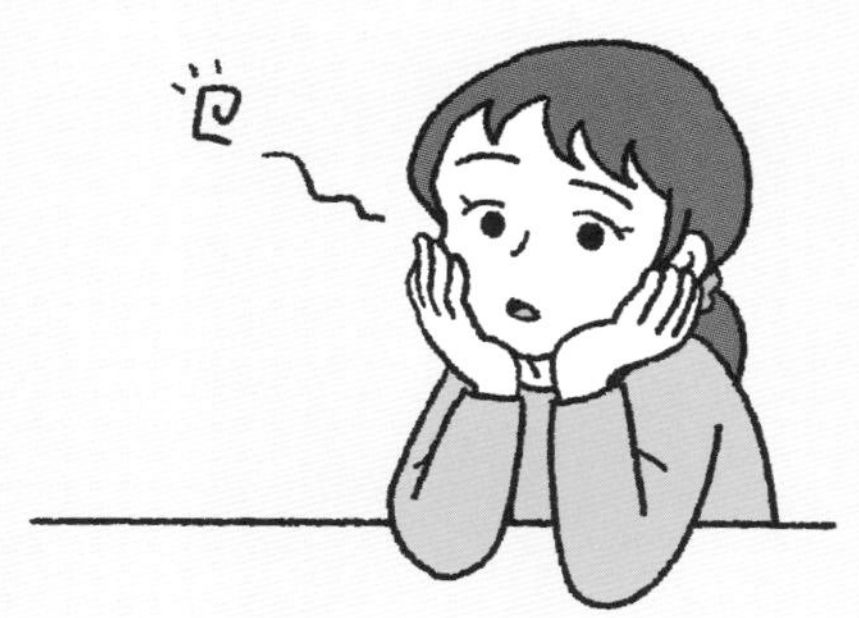

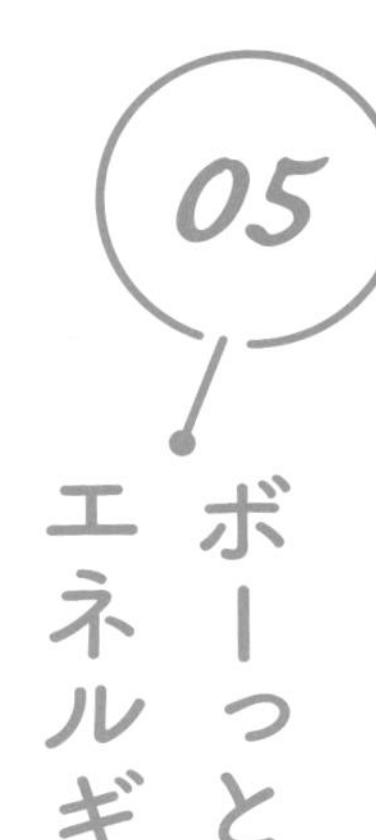

ボーっとしてエネルギーの無駄遣いをやめる

精神的に疲れて、心と身体のエネルギーが枯渇してしまった。あるいは最近疲れがたまっているなあ、という状態は誰にでもあります。そういう時に、心と身体のエネルギーを充電する方法がいくつかあります。

1つ目は、「何もしないこと」。時間に追われている現代人には時間がもったいない気がしますが、ボーっとする時間があるのは良いことです。仕事から帰ってきて寝るまでのどこかで2時間のんびりしてみる。入浴は最高のリラックスです。人は昼は交感神経が活躍して緊張し、夜になると副交感神経に切り替わって弛緩します。昼は忙しくてもよいのですが、夜も忙しいのはよくありません。

2つ目は睡眠。眠りに勝るエネルギー回復法はありません。疲れている時はしっかりと睡眠を取ること。疲れているはずなのに飲み会だカラオケだと夜中まで遊んでいると、気分転換はできても睡眠時間が削られ疲れは回復しません。

3つ目は、人に会いすぎないこと。人と会うのは楽しい「癒し」の時間ですが、緊張もともないます。ですから毎日人に会っていると疲れます。そこで、人に会わずに一人で過ごす日や時間を作ることが大切になります。

4つ目は運動。「疲れているのに運動？」と思うかもしれませんが、ランニングやウォーキング、水泳などの有酸素運動をすると成長ホルモンが出ます。成長ホルモンは身体の回復を促す物質ですから、よく眠れて心も身体も回復します。

5つ目は楽しいことをする。趣味など自分が心から楽しめることをしてリフレッシュする。ただ、やり過ぎには注意。カラオケやゲーム、スマホの動画視聴が好きだからといって、毎日何時間も続けていると疲労の原因となります。

心のエネルギーが枯渇しているのに無理を重ねるとうつ病になります。「心が疲れている」と思ったらボーっとしましょう。のんびりするのは良いことです。

（ストレス発散が苦手）

ストレス発散が上手くできません

女性

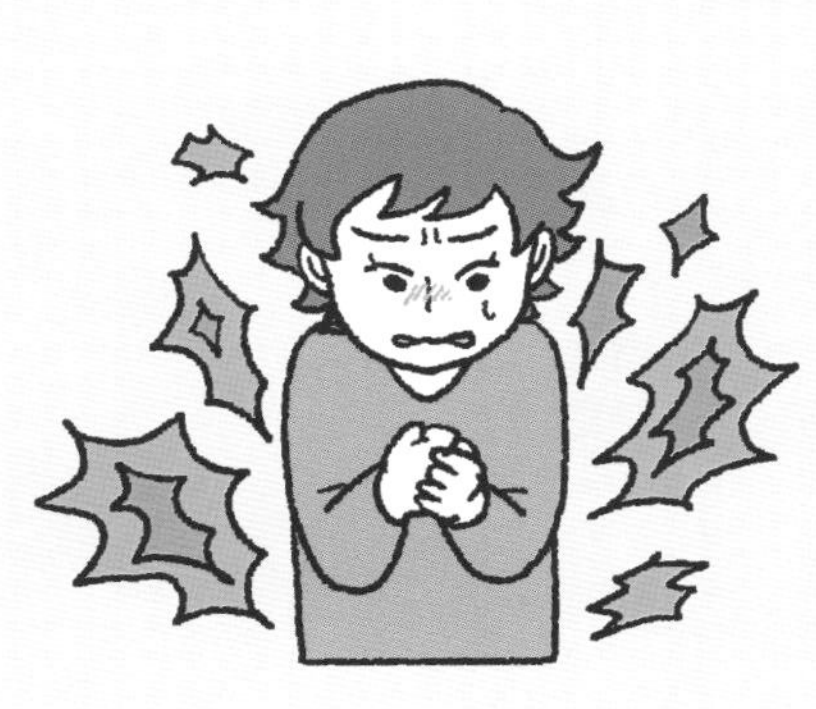

ストレスはためずにその日のうちに解消する

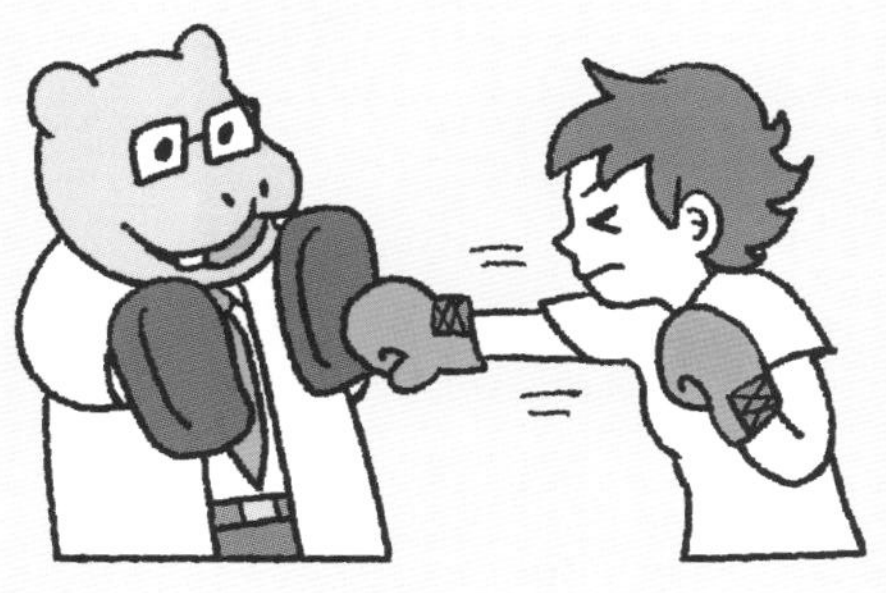

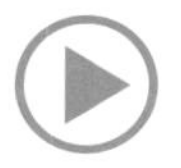

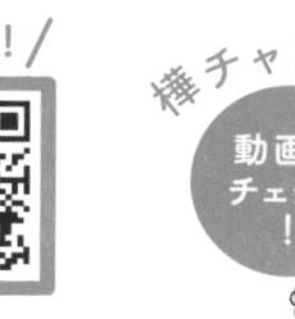

嫌なことを一回だけ話して忘れる「一回法」や十分な睡眠と運動

「ストレス発散」や「ストレス解消」という言葉をよく聞くと思います。カラオケで歌ったり映画を観に行ったりするなど、さまざまなストレス発散法があります。しかし、ストレスが発散できていないと思っている人も多いはずです。

どうすればストレスが発散できるでしょうか。私も研究を重ねてきましたが、たどり着いた結論は、**その日のストレスはその日のうちに解消**することです。

ですから、「最近、ストレスがたまってきているな」と思ってからでは遅いのです。いったん蓄積されたストレスは、カラオケや映画などでは簡単に発散されません。長期にストレスにさらされていると、ストレスホルモンである「コルチゾール」が高くなります。ストレスは単なる心の問題ではなく、生物学的な反応としての身体のホルモン反応、物理的な変化として表れてしまうのです。

結局、ストレスホルモン値が高くなる前に、日々のストレスを発散すべき、というのが私の考えです。今日あった辛いこと・苦しいこと・嫌なこと・失敗したことなどに対する気持ちは、今日の内に解消しましょう。そのための方法が「一回法」です。これは嫌なことを一回だけ話して忘れるという方法です。同じことを何度も話すと、記憶が強化され逆効果です。一回法で解消できないストレスについては、次の2つの方法が役立つでしょう。

1つはしっかりと眠ること。7時間以上の睡眠を推奨します。忙しいからと言って睡眠時間を削ってしまうと、ストレスはたまる一方になります。

もう1つは運動。運動するだけでもストレスは発散できます。汗が流れるような45分以上の有酸素運動でかなりのストレスが発散され、実際にコルチゾール値が低下します。時間を作るのが難しいかもしれませんが、忙しい人ほど7時間以上の睡眠やしっかり運動することが大切です。

（ずっと家にいるとメンタルが悪化する理由ベスト3）

ずっと外出しないで家にいると精神的に悪いですか

30歳・男性

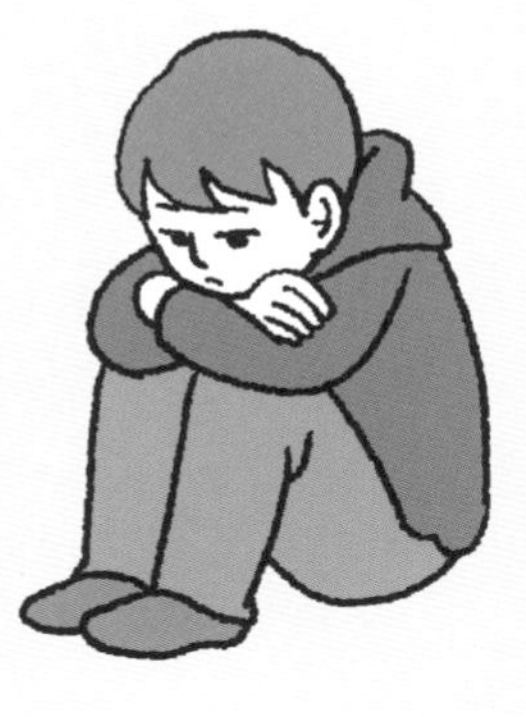

1日に1回は外に出て散歩でもしましょう

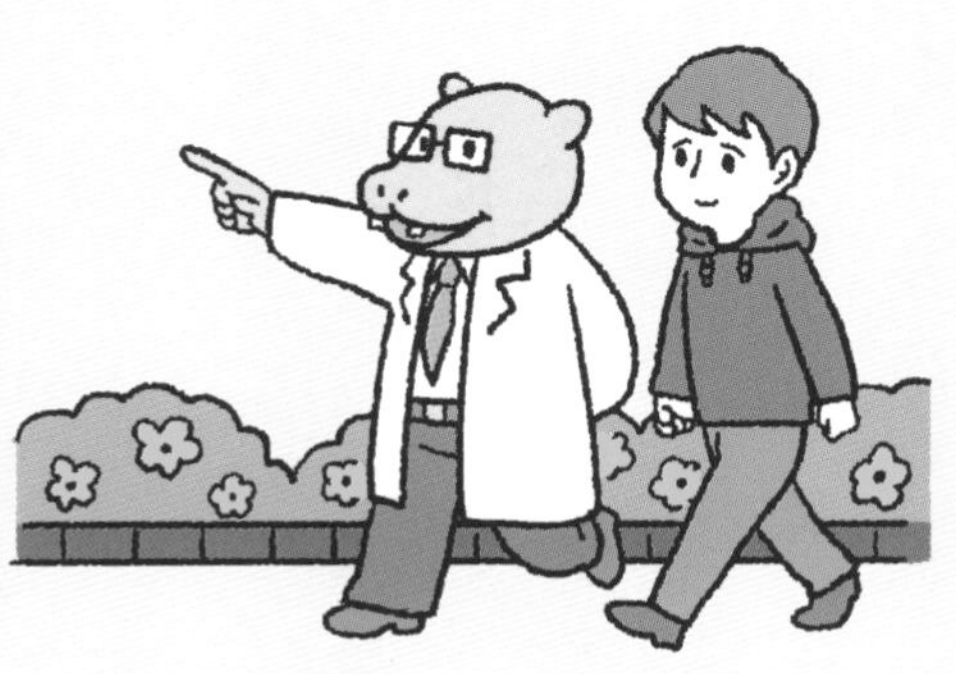

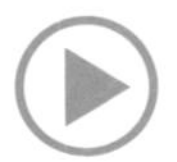

07 外出することでメンタルを不調にする原因を取り除ける

テレワークが普及したこともあるのか、朝から晩まで一歩も家から出ないという人が増えているようです。このような人たちはメンタル疾患になる危険性が高いので注意しましょう。その理由を、上位1位から3位まで紹介します。

第1位の理由は運動不足です。運動すれば脳を活性化するドーパミンや心を安定させるセロトニンなどの物質が分泌されます。これらは幸福物質でもあります。運動をすると認知症リスクも3分の1に下がります。逆に運動不足による脳の活性化不足はメンタル疾患を誘発します。「30分の散歩」が生活習慣病にならないための最低限の運動量です。

第2位の理由はセロトニン不足です。人は適度に日光に当たることが大切です。

また人には体内時計があり、朝日を浴びることでリセットされます。外に出ないで陽に当たらない生活をしていると、体内時計がズレて夜になっても眠れません。セロトニンが不足すると、メンタルが落ち込み、ひどくなるとうつ病になります。

第3位はコミュニケーション不足です。外出しないと家族以外の人と会わないことになります。先述したように、**コミュニケーションは癒しであり、コミュニケーション不足と孤独は毒**です。孤独が認知症の大きなリスク要因となっているのは、人と会う適度な緊張が脳を活性化するからです。

ですから、一人暮らしの人や人に会う機会が激減した高齢者は、認知症になるリスクが高くなります。人と交流することで出るオキシトシンは、リラックスのホルモンであり免疫力を高める癒しのホルモンです。そのため、メンタルが落ち込んでもオキシトシンが出ていれば回復できます。

これらはあくまで上位3位までの紹介ですが、メンタルを良好に保つためにも、**1日1回は外出しましょう。**

第2章のまとめ

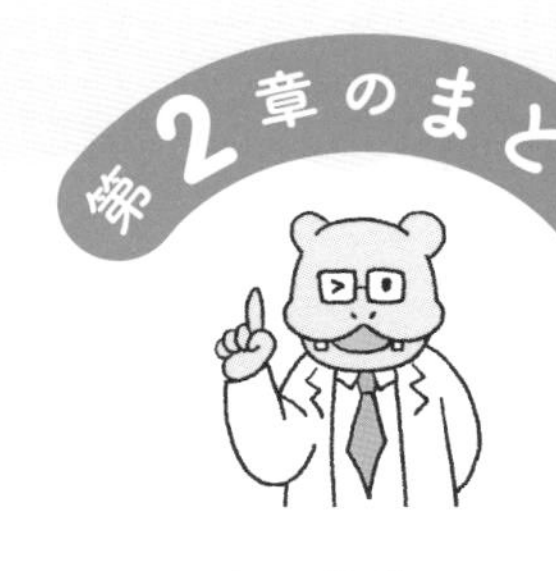

ストレス解消の特効薬は睡眠、運動、朝散歩、リラックス、ガス抜き

1 思い込みが強い人に贈る言葉

- 「思い込み」をはずせば、ストレスは消える。
- あなたは、多数派。思っているほど、悪くない。
- 「悩み」があれば、まず検索しよう。

2 ストレスがたまっている人に贈る言葉

- ストレスは、自分では気づけない。
- 「大丈夫」と言う人ほど、大丈夫でない。
- 日記をつけよう。毎日、自分の体調と向き合おう。

3 ストレスを気にしすぎる人に贈る言葉

- 適度なストレスは、脳のパフォーマンスを高める。
- ストレスに抗うほど、ストレスは増える。
- 「うまくいく」と考えれば、うまくいく。

4 相談する人がいない人に贈る言葉

- あなたのことを心配する人は、必ずいる！
- 話を聞いて欲しければ、まず相手の話に耳を傾けよう。
- 「相談する勇気」を持って、相談してみよう。

5 ボーッとして何もしたくない人に贈る言葉

- 「ボーッとする」は、最高のリラックス時間。
- 疲れている時は、エネルギーを節約しよう。
- 「何もしたくない」なら、何もしなくていい。

ストレス発散が苦手な人に贈る言葉

- その日のストレスは、その日のうちに解消する。
- 睡眠と運動。身体を整えると、ストレスは発散する。
- 嫌なことを一回だけ話して忘れる。何度も話さない。

7 外出しない人に贈る言葉

- 5分の朝散歩に、絶大な効果がある。
- 孤独は「毒」。人と会わないと、メンタルが病む。
- コミュニケーションは癒やし！

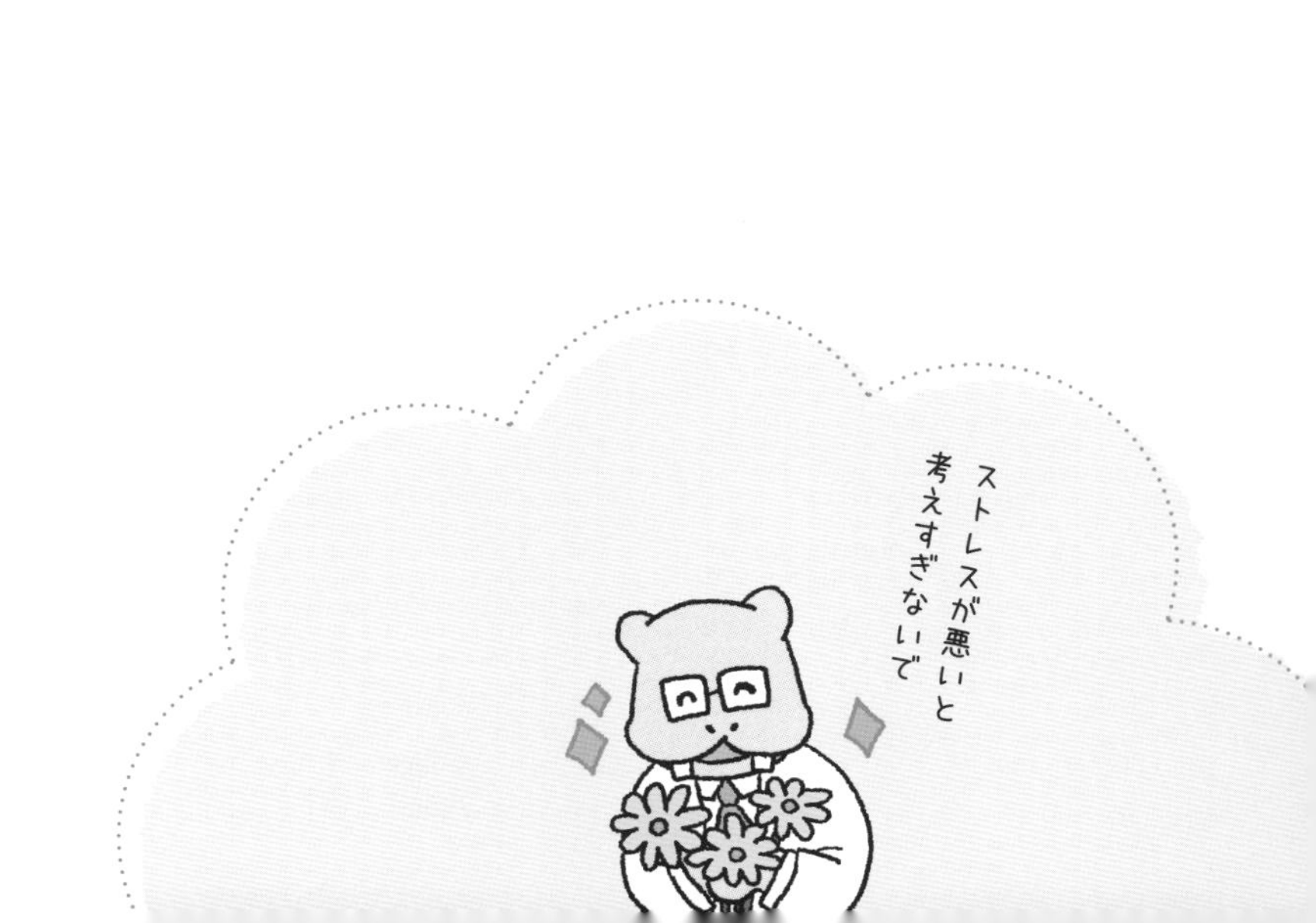
ストレスが悪いと
考えすぎないで

第3章

いろいろなコミュニケーションを知る

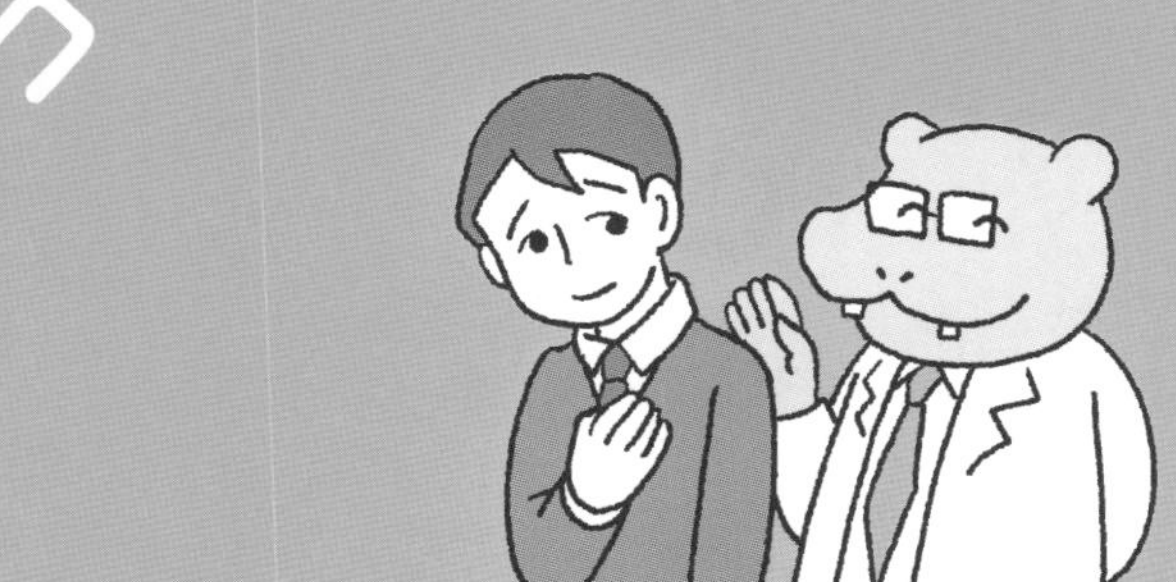

自分を強烈に嫌う人へ3つの対処法

職場で嫌な人と接すると気分が落ち込んでしまいます

37歳・男性

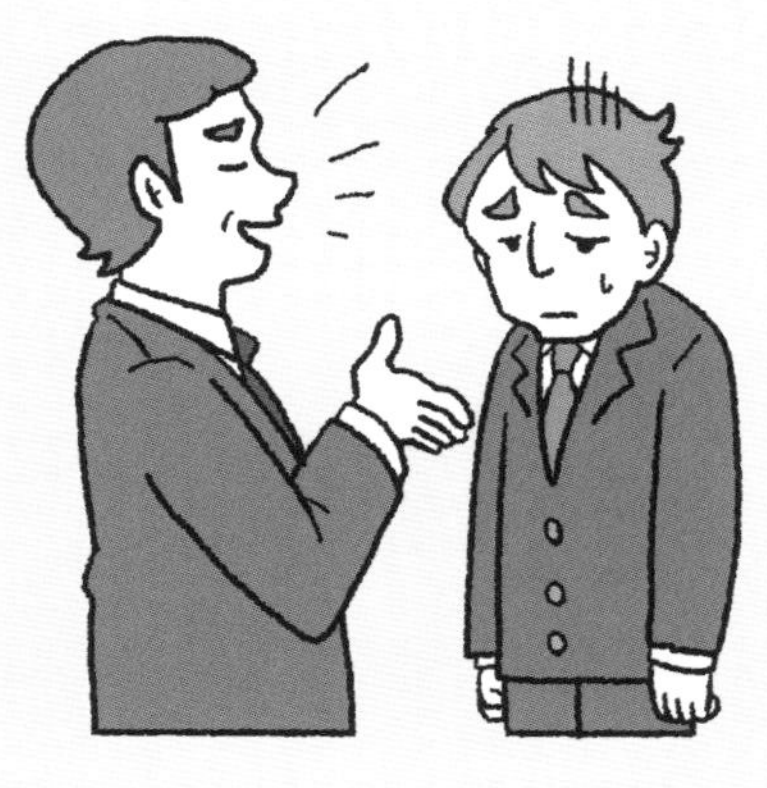

あなたを嫌う人は10人に1人必ずいる 悲観するよりスルーしよう

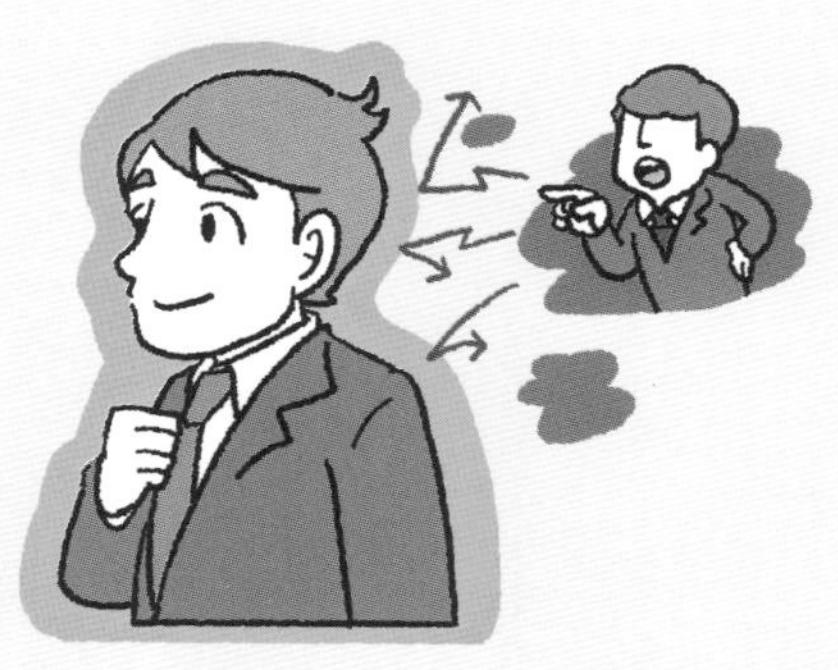

YouTube

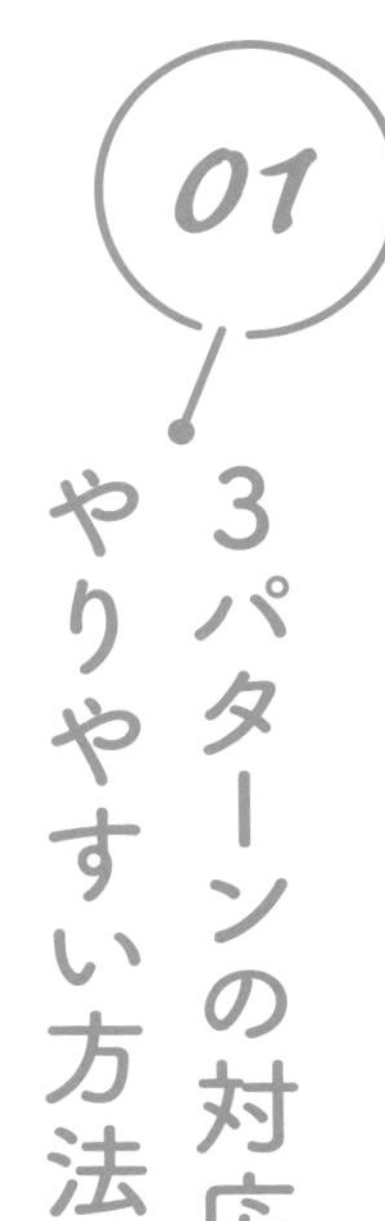

01 3パターンの対応を試してやりやすい方法を見つける

10人ぐらいのグループやチームの中には、1人ぐらいそりの合わない人がいるものです。20人とか30人の職場で、全員が仲のいいことはないでしょう。5人以下の小さなチームであれば、上手くやることができても、**ある程度の規模になるとそりが合わなかったり対立したりすることは必ず起こります。**これは人間関係の本質なのです。あなたに限ったことではありません。人間関係がよくないからといって別の職場に移っても、そこでもやはりあなたのことを嫌う人がいます。

あなたを嫌う人がいる今の職場で、なんとかやっていくための対処法は以下の3つです。(1)**ネガティブに対応する。**(2)**ポジティブに対応する。**(3)**ニュートラルに対応する。**

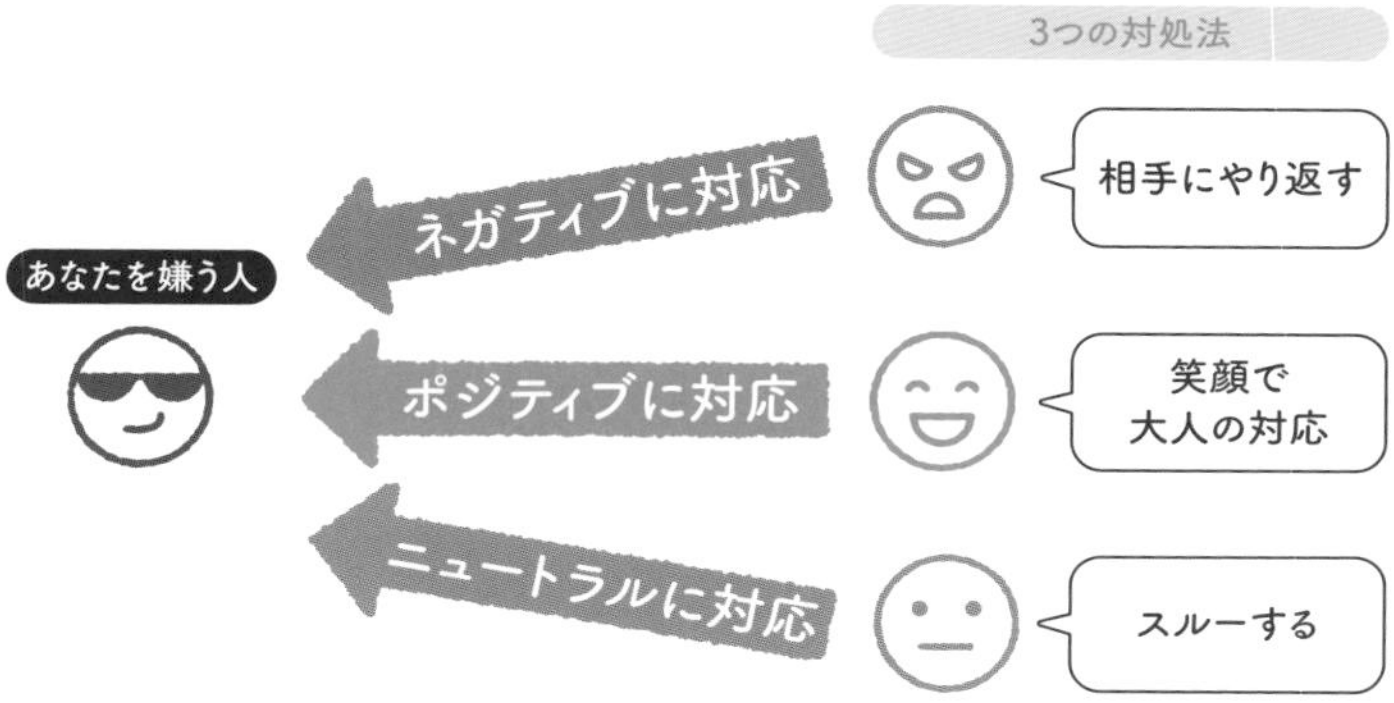

3つの対処法

あなたを嫌う人

ネガティブに対応　相手にやり返す

ポジティブに対応　笑顔で大人の対応

ニュートラルに対応　スルーする

ネガティブな対応とは、悪口を言ったり陥れようとしたりして相手にやり返すことです。ポジティブな対応とは、相手があなたに対して何か言ってきても、にっこりして感謝や親切でお返しする大人の対応。そしてニュートラルな対応は、怒りを返すわけでも過剰に迎合するわけでもなく、やんわりとスルーすること。

どれがいいかはあなた次第ですが、じつはニュートラルな対応やポジティブな対応のほうがトータルで面倒くさくなく、職場もまるく収まることに気づくでしょう。スルーするのが一番楽です。

いちいち悲観的に考えずに、**自分を嫌う人がいても「あっ、10人に1人のネガティブ星人がここにいた」と思えば**いいだけです。

アドバイスをしても無視したり暴力的になる人にどうやって接すればいいですか

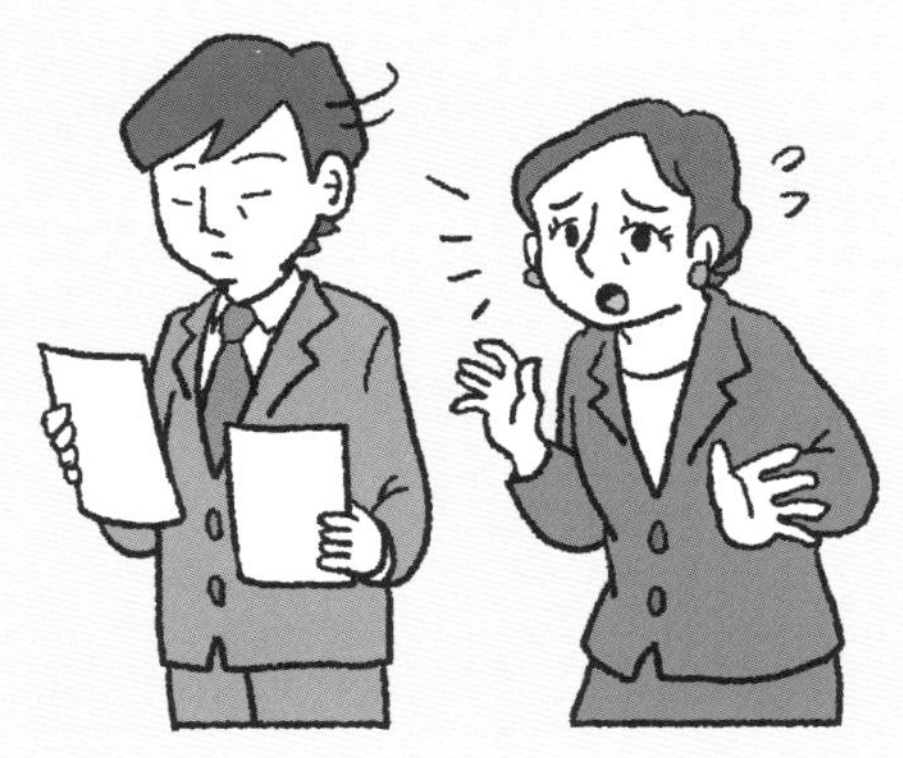

過去と他人は
変えられない
自分ができることを
できる範囲で
やっていく

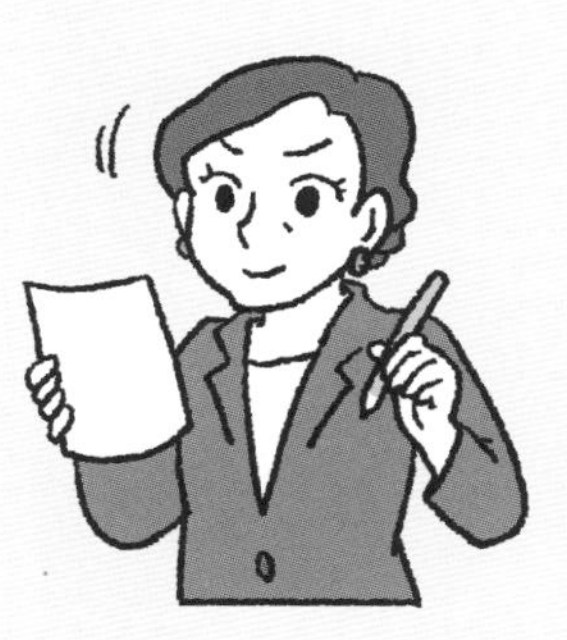

YouTube

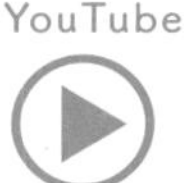

\Check!/

本人にやってみようという気持ちを起こさせる

教員やカウンセラーなど、人を支援したりアドバイスしたりする人は「この人にはよくなってもらいたいな、頑張ってほしいな」ぐらいのゆったりとした心持ちでやっていくのがいいと思います。自分ができる範囲を超えてやるのは不可能だし、長期間頑張り続けると、熱心な人ほど燃え尽きてメンタル疾患やうつになったりする可能性が大きくなります。

本人の意思に反して他人を変えることはできません。一方的な押しつけでは反発を起こします。善意で言っても、受け取る側にはおせっかいであり迷惑です。

相手を変えることができるのは、本人が変わりたいと思った時だけです。「それやってみたい」という聞く耳を持つ状態、心理学で言う「オープンマインド（＝

心の窓が開いた)」な状態に持っていくことが大切です。「これちょっと面白そう」とか「それやるとすごくよくなるんだ」と思ってもらい、「それならできるかな」という感じになってようやく心が開きます。

心が開いた状態でアドバイスをしてもらったり応援してもらったりすれば、相手もありがたく思うでしょう。心を開くには時間がかかります。最低でも半年以上は必要で、焦らないことです。2、3回言って行動を変えられる人は、10人に1人以下です。

小さな子どもの場合は言葉で言っても通じないので、エモーション(感情)で伝えます。**寄り添う、心配している雰囲気、優しい感じ**など、言語以外のノンバーバル(非言語的)コミュニケーションによって相手の心が動きます。

一生懸命やっても、それを聞き入れるかどうかは最終的に本人の意思であり、本人の人生なので、あなたが相手を支配する必要も、自分を責める必要もありません。**あなたは最善を尽くせばいい**のです。

「話の輪に入れない」の対処法

存在感が薄いのを直したいです話の輪に入れず人間関係が上手くいきません

27歳・男性

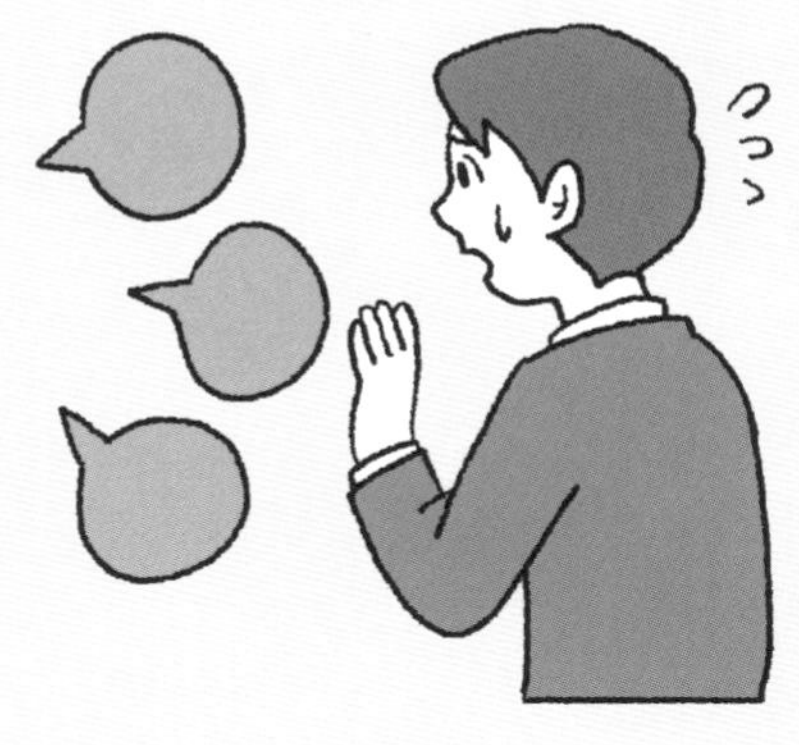

無理して話の輪に入らなくてもいいのです存在感が薄いのもいい個性

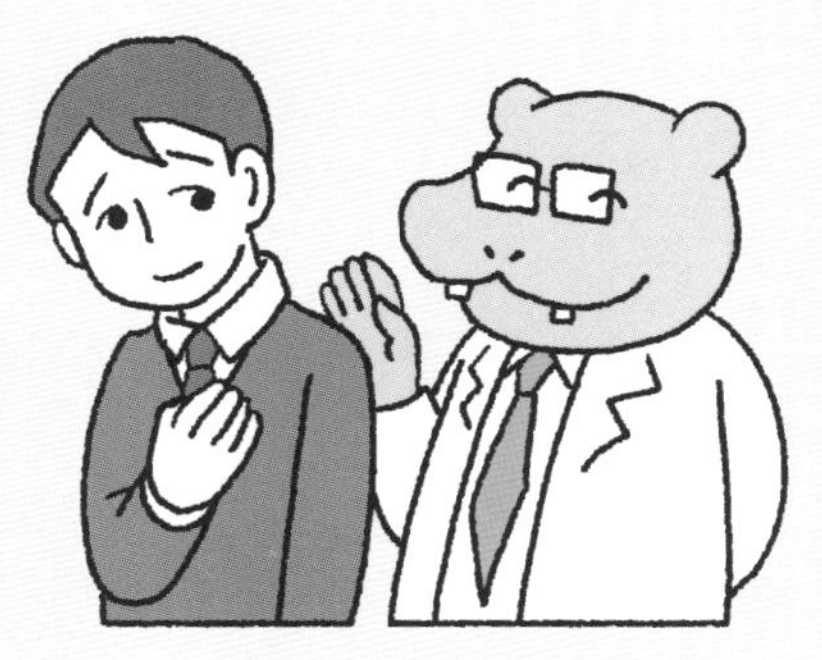

今の自分を肯定していい　認めていい

おしゃべりな人がいて無口な人がいて、ときどきしゃべる人がいて、そのグループはバランスが取れます。「話し役」だけではなく「聞き役」も必要なのです。場を盛り上げないととか、もっと会話の中に入らないととか、次のタイミングでこの話に入ろうとか、そんなことを考えていたら楽しくないし疲れてしまうでしょう。

グループにはリーダー的な人がいて、話を回すような役割をしています。そういうふうになりたいのもわかりますが、それはそれでけっこう大変だったりします。盛り上げ役はそれはそれで疲れるし、気を配ったりして苦労する部分もあるんですよ。

おしゃべりな人も話が苦手な人も、存在感が濃い人も薄い人もいていいんじゃないでしょうか。明るくなりたい、外交的になりたい、みんなを楽しくしたいと言いますが、みんなが外交的でおしゃべりだと、収拾がつきません。

存在感が薄いからみんなに好かれていない、もてないとは一概には言えないと思います。そういうのを極端に気にしたり、心配したり、卑下したり、コンプレックスに思ったりすることが、自分で自分の辛さを強調してしまうのです。

本来の自分と違う性格や役割を無理して演じるのは、ものすごいストレスになり、楽しくありません。自分らしくないので、長く続きません。

結局いろいろとやってみたけど上手くいかなかったから最初に戻って、**最終的に存在感の薄い自分を認めた時に初めて自己肯定感が高まり、自分からいろいろな人に話しかけられるようになります。**

今の自分を認めて次の一歩を踏み出しますか？　それとも今の短所を直すのに一生時間をかけて永久に堂々巡りをしますか？　決めるのはあなたです。

人の目を気にしなくなる方法

人目を気にする自分が嫌です自分らしく生きる思考のコツのようなものはありますか

42歳・女性

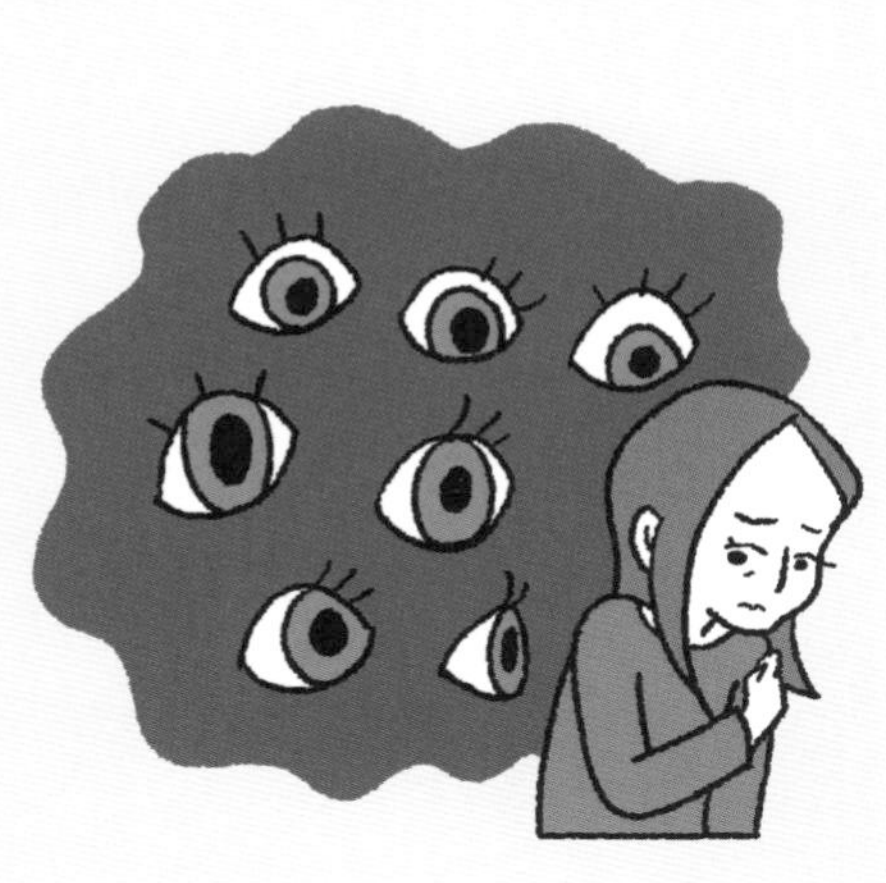

自分の意思をきちんと持つ 自分のやりたいことを明確にする

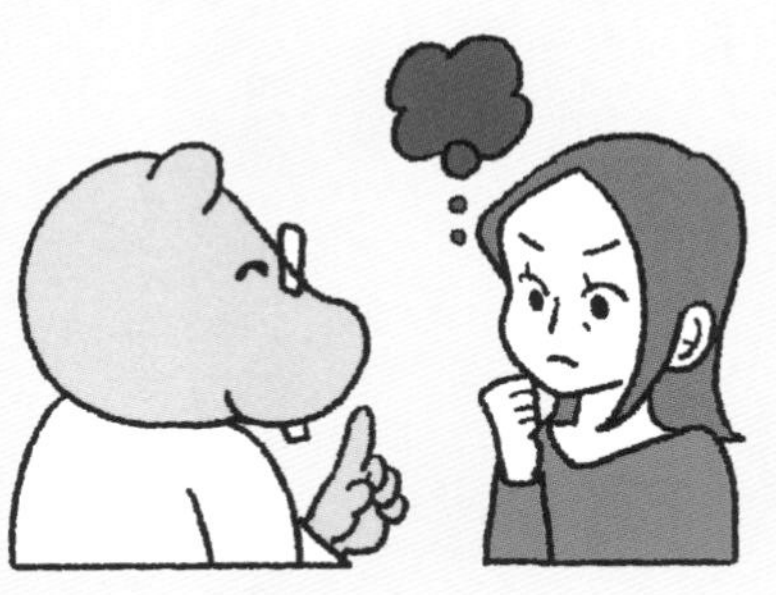

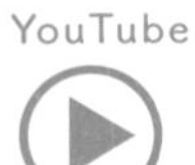

自己観察能力を高めるには、文章を書くのが一番の近道

多くの日本人は人目を気にして生きています。でも、人の目を気にして生きると間違いなく不幸になります。それは、世間の人は好き勝手にいろいろなことを言うからです。ある人に迎合すると、「いや、そうじゃない」という人も出てきます。結局どうしていいかわからなくなるだけです。

人の目を気にすると、自分自身やりたいことが何もできず、結局他の人からも批判されます。同じ批判をされるなら自分のやりたいようにやり、生きたいように生きたほうがまだマシでしょう。人の言うことを真に受けて失敗しても、あなたの人生、誰も責任を取ってくれません。

それでも世間体を気にしてしまうのは、自分に自信がないからです。他の人の意見に従ったほうが楽なのです。一方、自分の意思や、やりたいことを明確にすると、その道に向かって一直線に進めるので、人の意見はどうでもよくなります。

自分がどう生きたいのかを定めるためには、「日記を書く」のが一番です。今日あったことや楽しかったことを、文章にしてまとめる能力を高めていきましょう。すると、**今の自分が何を考えているのか、何をしている時が楽しいのか、何をしているから辛いのかなど、自分自身を観察できるようになってきます。**その中で自分の得意なことがわかれば自信が持てますし、不得意な部分は鍛えていこうという気持ちになります。

頭の中で自問自答しているだけでは駄目で、アウトプットしない限り人は成長しません。アウトプットとは「話す」こと、「書く」ことです。人と議論するのもいいけれど、自分自身の意見を定められないままに議論しても、人の意見に流されるだけです。日記を書くことで自分自身の考えを文章にするトレーニングを積んでいくと、最終的に意見に流されずに生きられるようになります。

「自分は自分」である

身体も性格もコンプレックスがあって自分を好きになれません

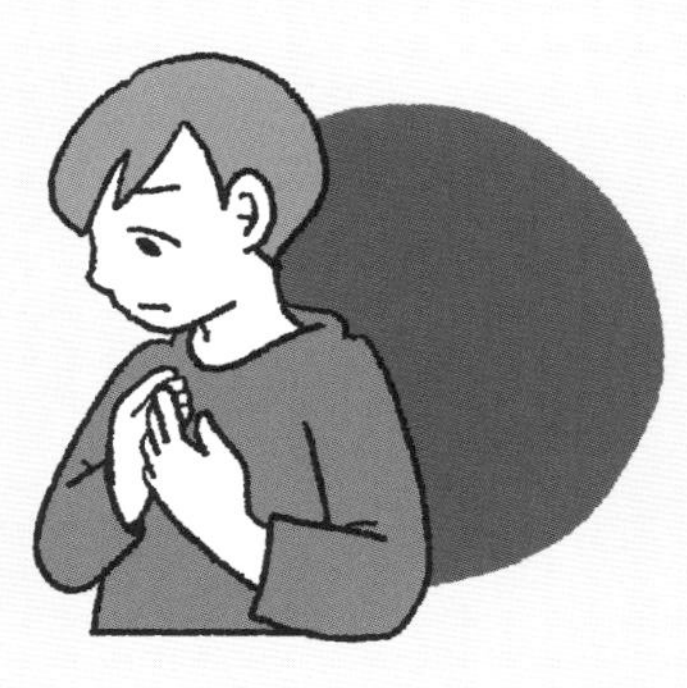

欠点や短所も
あなたの一部
「それでいい」と
肯定するだけで
楽になる

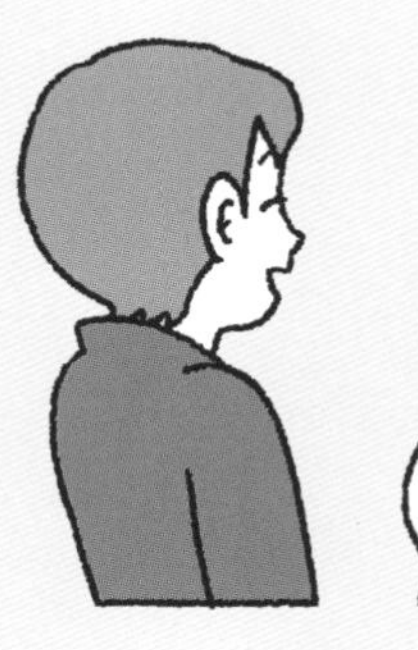
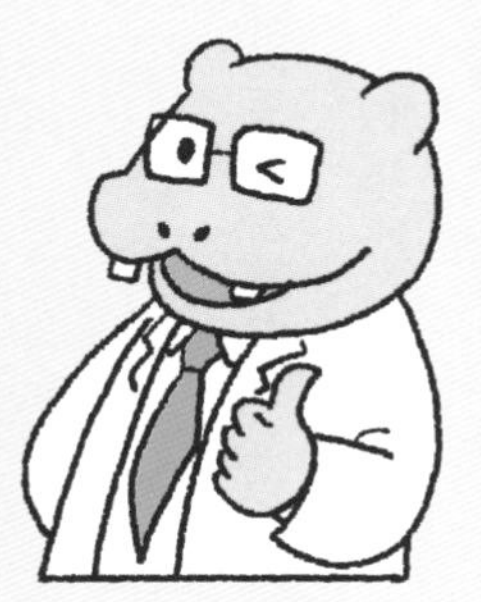

YouTube

\ Check! /

長所は原石
磨かないと開花しない

自分の欠点とかコンプレックスを否定したがる人が多いのですが、それは自分の身体の一部であったり性格の一部であったりするので、取り除くことはできません。そこを責めたり否定したりするのは、自己肯定感を下げることになります。

「俺はダメな人間」「私って可愛くない」と自分の悪いところに注目するほど、自己肯定感は下がります。すると自分に自信が持てなくなり、新しいことに対しても前向きに取り組めなくなります。その結果、物事が上手く進まなくなって失敗したり、そのことに萎縮したりして苦しい人生を歩むことになってしまいます。

欠点も含めて自分自身を認めていく。「それでいい」と自己肯定していくことがとても大切です。欠点や短所はあっていい。それはあなたの「特徴」なのです。

自分の悪いところばかりに目を向けず、良いところも観察するようにしましょう。私には長所なんてないと思う人も多いけれど、誰でも長所をたくさん持っています。ただし、**長所というのは磨かないと開花しない**のです。たとえば、スポーツや音楽の才能にしても、小さな頃から「天才」のような人は滅多にいません。頑張って練習していく中で輝いてくるものです。

磨けば光る長所の原石とは、自分の興味です。時間を忘れるぐらい没入してしまうものがあれば、それが一つの手がかりになります。自分の中で突き動かされるものは、磨いていくと長所になる可能性があります。磨かないと光らないので見逃しやすいのです。あなたが最初に持っているのはあくまで「原石」だという意味で「私には才能なんてない」というのは正しいことです。

自分が**どういう長所や適性、才能を持っているのかを知るために、いろいろなことにチャレンジするのは大切**なことです。自分探しをしていくと自分の中の無限の可能性に気がつきます。

言いたいことを言う方法

言いたいことが
言えない性格です
どのように人間関係を
やりくりすれば
いいでしょう

24歳・女性

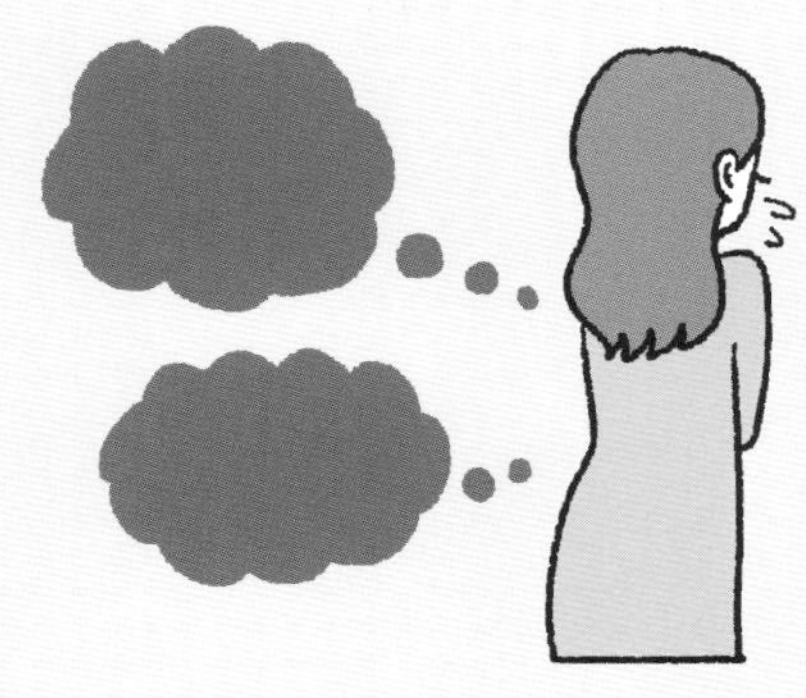

言葉で上手く伝えられない人は非言語で伝えればいい

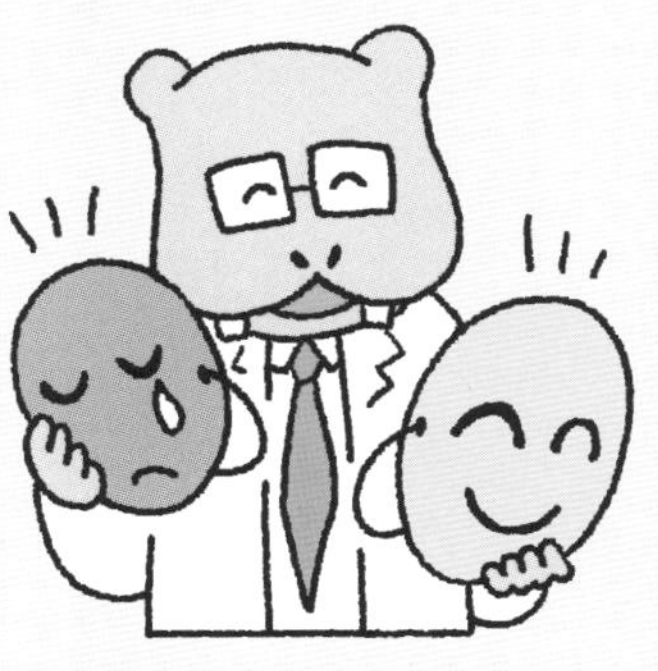

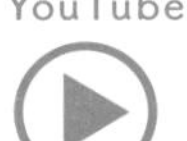

表情や語気、雰囲気などで表現する

言いたいことをズバッと言えたらいい、と思う人は多いはずです。人に何か言われても言い返せない。自分から語気を強くして言えない。あるいは口が達者じゃないから反論できないとか、普段から悔しい思いをしていることでしょう。

でも、結論から言えば、**言いたいことをズバッと言う必要はない**のです。コミュニケーションの方法には2つあります。言語的コミュニケーションと非言語的コミュニケーションです。言語的コミュニケーションというのは「言葉の意味・内容」を直接言葉で伝えることです。非言語的コミュニケーションというのは表情や語気、雰囲気など、「言葉以外の要素」で伝える方法です。

言いたいことを上手く伝えられない人は、**非言語で伝えたほうが角が立ちませ**

ん。たとえば「うるせえ馬鹿野郎」と言ったとしたら「なんだこの野郎」みたいに「売り言葉に買い言葉」となりケンカになるかもしれません。一方、非言語的コミュニケーションで無言でしぶい表情をすれば、「お断り」の意思が伝わります。これを、キッパリ「お断りします」と言葉で伝えると角が立ちます。つまり、言いたいことを相手に伝えながら、相手から嫌われることもなく、それでいて相手を自分の思うように動かす、というのが非言語的なアプローチの威力です。

難しく感じる人もいるかもしれませんが、言葉ではなく「思い」を伝える。「非言語的に伝えよう」と普段から意識していると、伝わるようになってきます。「あなたのことが嫌いです」と心の中で思いながら「いつもお世話になっています」と言ったとしても、相手には「私のこと好きじゃないんだ」という雰囲気が伝わります。

自分の言いたいことを伝えたい人は、言葉で言わなくても伝える方法もあるんだ、ということを知っておくだけで、すごく楽になるはずです。

「のれんのように生きる」ために必要なこと

プレッシャーで泥沼にはまっています精神的に強くなるにはどうしたらいいですか

31歳・男性

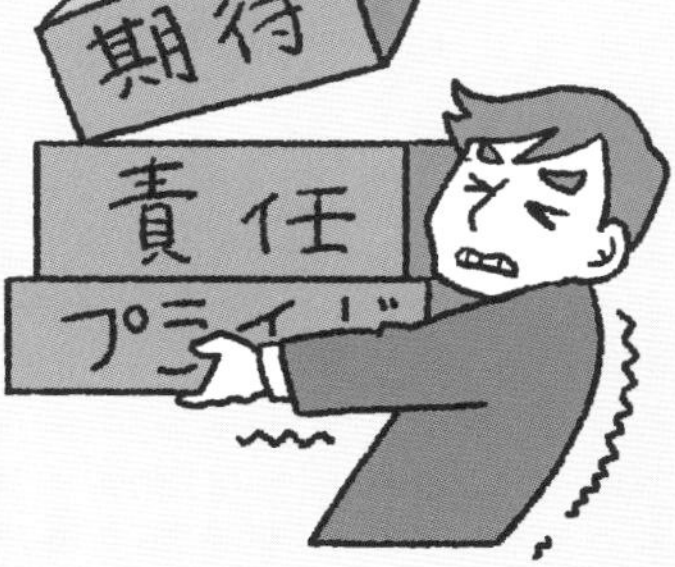

押せばふっと開くが
ぱっと元に戻る
のれんのように
ゆるやかに
生きるのがいい

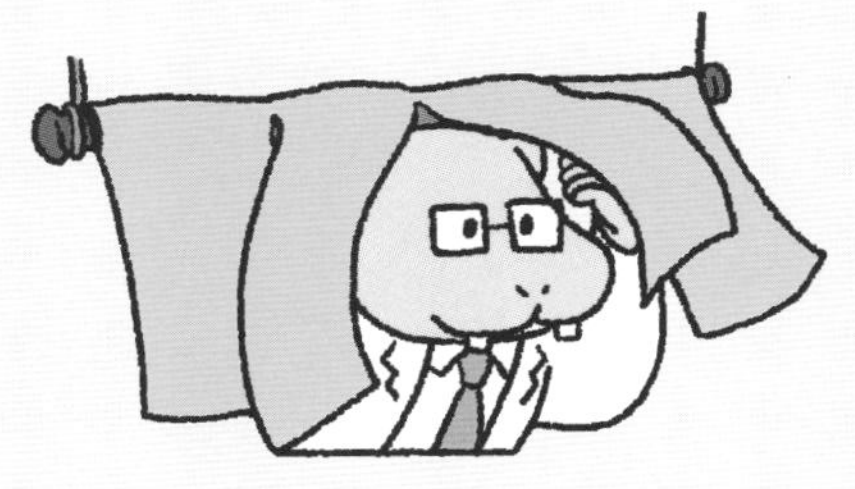

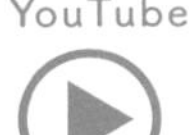

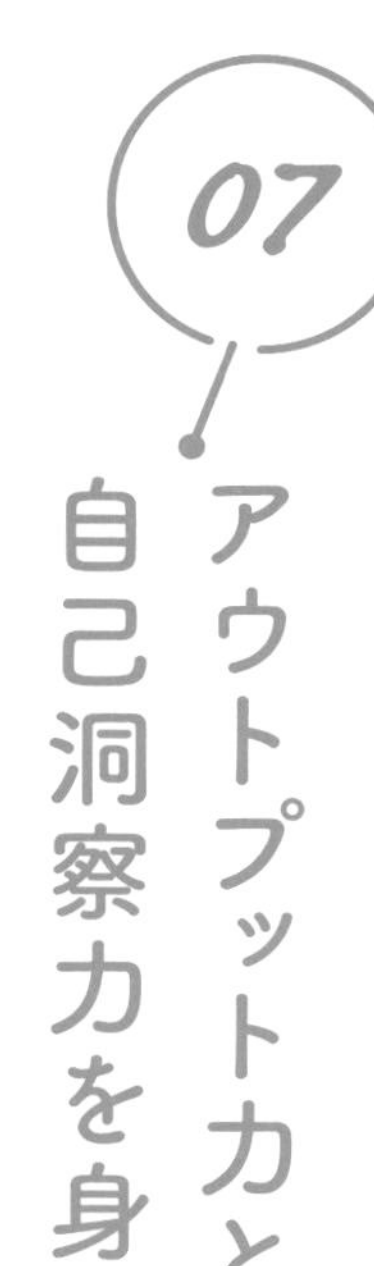

07 アウトプット力と自己洞察力を身につける

「ストレス耐性」というのは、ストレスを我慢したり受け止めたりすることではありません。それでは強烈なストレスにやられてしまいます。それよりは闘牛士のように猛牛をさっとかわすとか、「のれんに腕押し」のことわざのようにスルッとやり過ごすイメージで対処すると、大きなダメージを受けないで済みます。

そのためには、自分自身を観察する「自己洞察」という能力が大切です。ストレスを受け止めているのか、受け流しているのか、どのように対応しているのかは、自分自身をきちんと観察できないとわからないからです。

自分自身の洞察力を高めるためには日記を書きましょう。職場で上司に怒られた時「あー怒られた」で終わってはいけません。なぜ、どういう状況で怒られたのか、どの態度に対して指摘されたのか、あなたに間違いや不備はなかったのか、逆にどうすれば良かったのか、を分析しながら全部書き出してみます。

頭で考えるだけでは意味がありません。脳のキャパシティは小さいので、怒られたことが脳の大部分を占めています。残りの小さなところで一生懸命考えても、良いアイデアは浮かばず、フィードバックになりません。

フィードバックの結果、自分に非がなければ落ち込む必要はないし、自分のミスならば次は改善しようと切り替えればいい。**自己洞察を進めると対処法がわかり、感情に流されずコントロールできるようになります。**自分自身がどう考えて、どう行動して、どう受け止めているのかわからなければ、感情のコントロールはできません。

のれんのように受け流そうとしても一朝一夕には難しいでしょう。日記をつけることでアウトプット力を鍛え、自己洞察力を鍛えることで、結果として感情をコントロールできる、のれんのように、楽に生きることができるのです。

一人の時間を持ちなさい！

いつも誰かと一緒にいないと寂しくて不安です

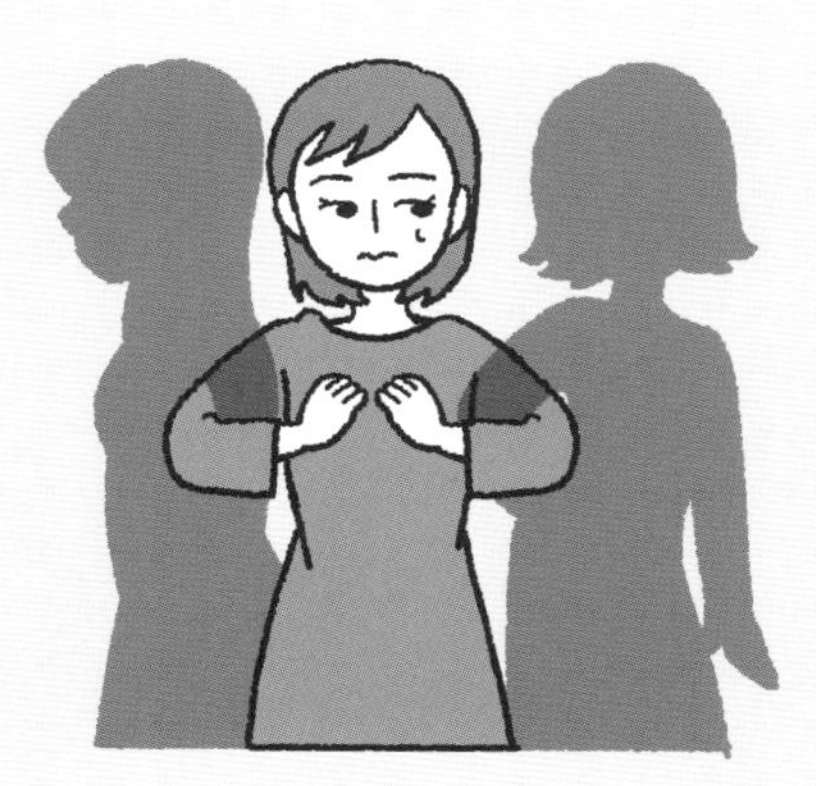

人と会うのは癒し
一人でいるのも癒し
孤独を楽しむ
工夫をしよう

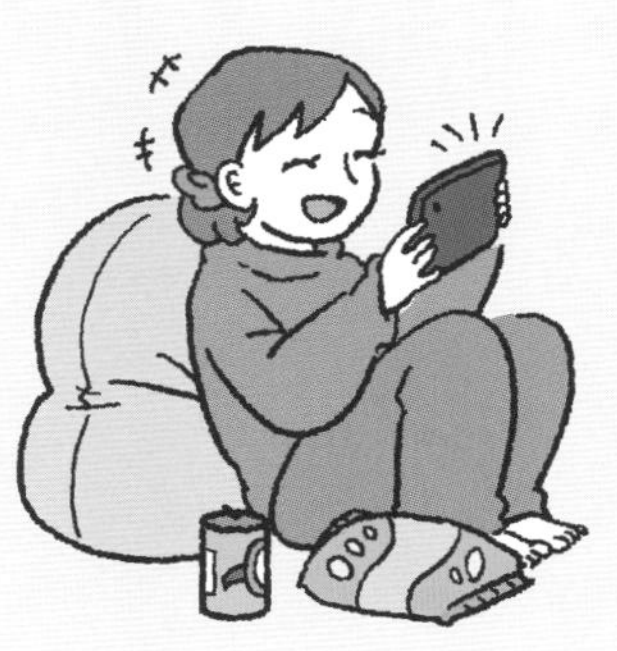

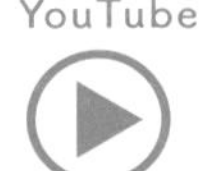

一人でいるのは心が安らぎ癒やしの時間になる

男女問わず、若い独身の一人暮らしの中には、寂しいからと毎日のように友人と遊びに出かけている方も多いと思います。でも、本当は一人でもいいんです。むしろ、**時々は一人にならないといけないんじゃないかな、と思います。**

人間というのは、人と一緒にいると楽しいのですが、気を使うことも多いのです。他の人に対して配慮したり考えたりするので、適切な緊張感を伴う楽しさです。もちろん、中には一緒にいてリラックスできる人もいるかもしれません。だけど、毎日会っていたり、一日中その人と会っていたりすると、たいていは精神的にすごく疲れてしまいます。

人と会う仕事をしている人は、エネルギーを奪われている可能性があります。

だから仕事が終わった後は、家に帰って誰とも人に会わないでのんびりするとか、孤独を楽しむような時間が必要です。一人で音楽を聴いたりビールを飲みながらテレビを見たりするのもいいでしょう。**一人の時間は気を使わないでいられる解放された時間ですのでマイナスではありません。むしろポジティブです。**

私の場合は、ときどき一人でバーに飲みに出かけます。お店の人もお客さんもいるので完全に孤独ではありませんが、誰にも話しかけられずに一人で考えたりボーっとしたりすると、非常に心が安らぐ癒しの時間になります。

誰かと会わない自分だけの時間を楽しむ余裕があると、すごくリフレッシュになります。**気分転換になる時間の過ごし方も大切**です。スケジュール帳が全部びっしり予定で埋まっていないと気が済まない、という忙しい人もいますが、そういう人は精神的に疲れている可能性があります。たまには「何もしない」空白の予定を入れてみるのも面白いと思います。

孤独は必ずしも悪いものではありません。**孤独を楽しむ工夫**をしてみましょう。

第3章のまとめ

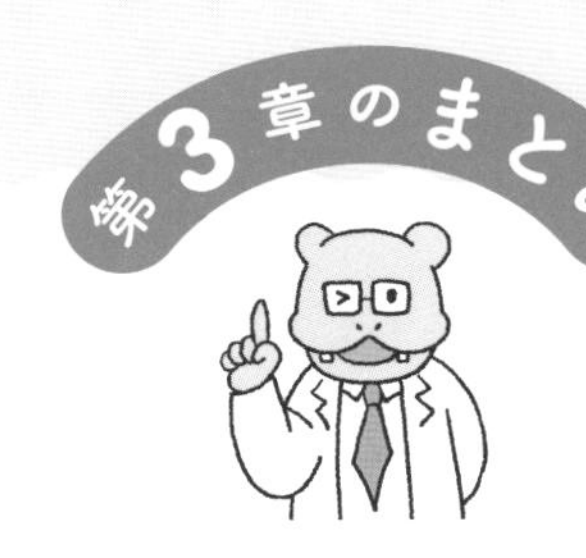

それでいい　欠点も含めて　今のあなたでいい

①人から嫌われると悩んでいる人に贈る言葉

- 10人に1人はあなたを嫌う。全ての人から好かれなくていい。
- あなたを嫌う人は、スルーすればいい。

②他人を変えたいと思う人に贈る言葉

- 過去と他人は変えられない。

●やれることを、やれる範囲でやっていく。

●他人を変えるより、自分を変えよう。

③ 話し上手になりたいと思う人に贈る言葉

●「話し上手」になるよりも、「聞き上手」になればいい。

●自分の短所に悲観しない。短所を「活かす」ことを考えよう。

④ 人の目が気になる人に贈る言葉

●他人の価値観で生きると、確実に不幸になる。

●自分の人生だから、自分の価値観で生きよう！

●自分はどう生きたいのか？　もっと自分と向き合おう。

自分の欠点、短所が気になる人に贈る言葉

- 欠点や短所はあっていい。それはあなたの「特徴」です。
- 欠点も含めて「それでいい」。それだけで楽になる。
- 長所は原石。磨かないと光らない。

6 言いたいことが言えない人に贈る言葉

- 言葉でなくても「思い」は伝わる。非言語をもっと意識しよう。
- 表情、語気、雰囲気で伝える。
- 非言語コミュニケーションは、練習すれば上達する。

7 メンタルが強くなりたい人に贈る言葉

- メンタルを強くする必要はない。のれんのように、受け流そう。
- ストレスは、受け止めないで、受け流す。
- 自分を洞察しよう。自分が見えれば、楽になる。

8 1人でいると寂しい人に贈る言葉

- 人と会うのは癒やし。一人でいるのも癒やし。
- 人と会いすぎると、疲れることもある。
- 時には「孤独」を楽しむのもいい。

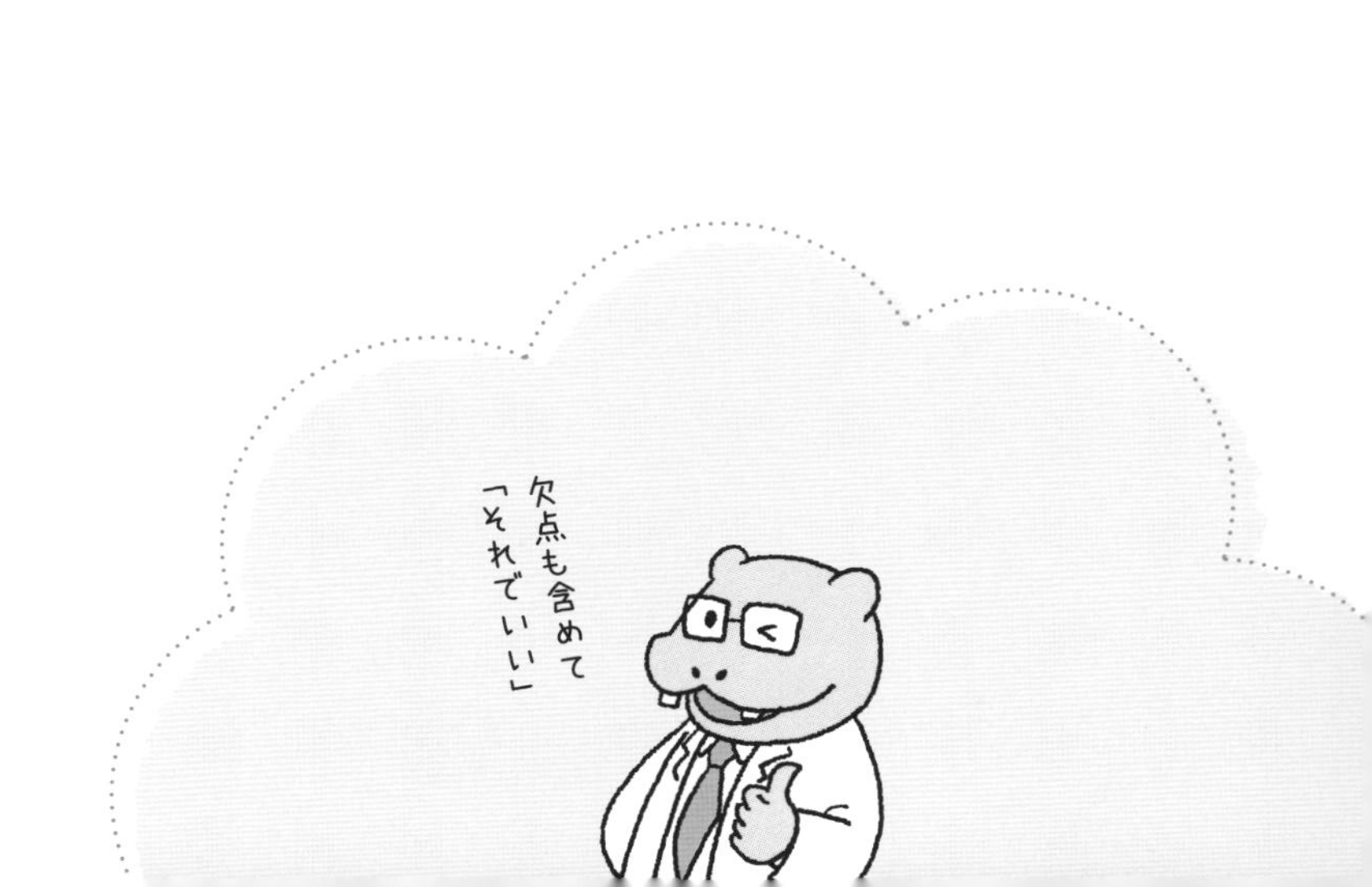
欠点も含めて
「それでいい」

第4章

不安や無気力、疲れを癒す

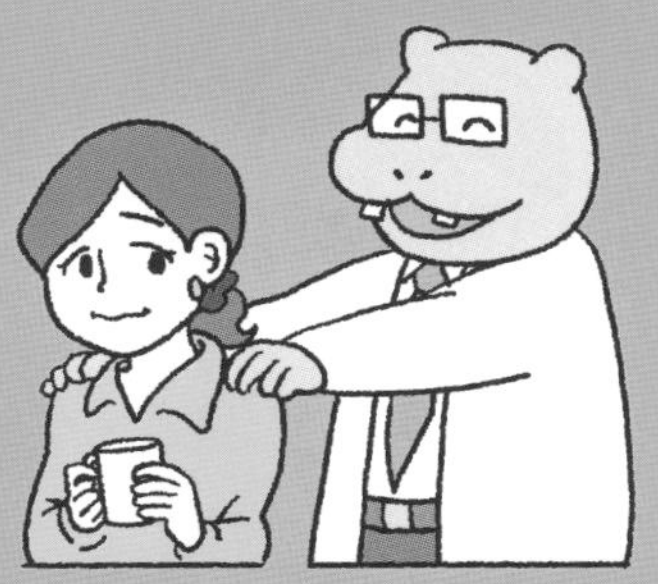

「自分はダメだ」と思う人の対処法

大好きな仕事なのに
いつも不安です
どうすればもっと
楽になれますか

57歳・女性

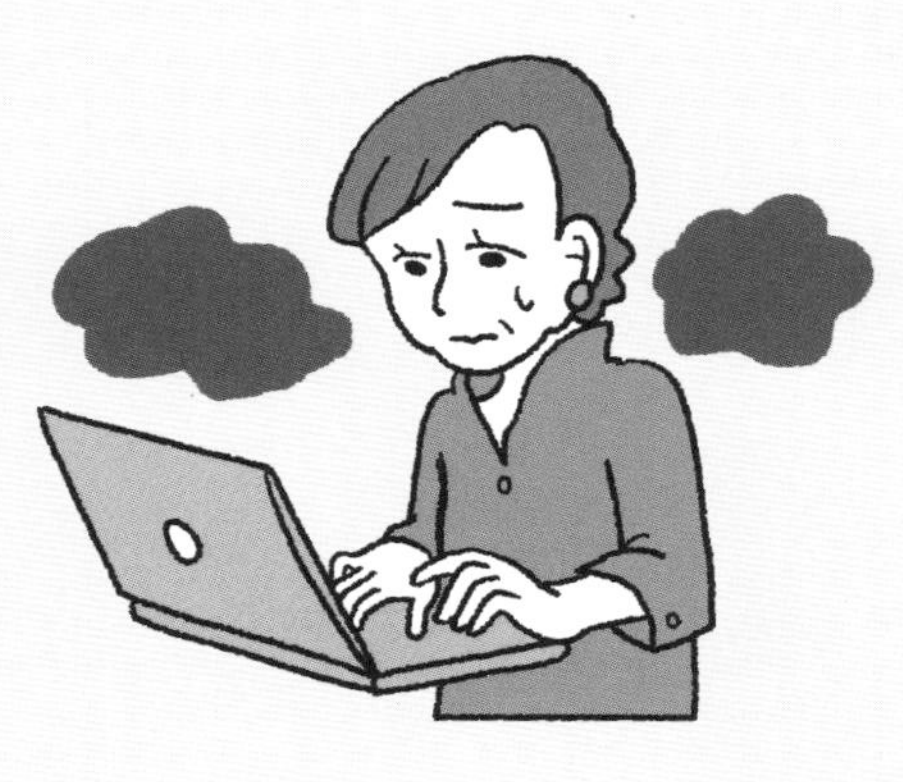

寝る前に上手くできたことを3つ書くだけで誰でもポジティブになれる

YouTube

1日の終わりに「ポジティブ3行日記」を実践する

好きな仕事を頑張って成果も出ているのに、自分にダメ出しばかりして不安になるという人は、典型的なネガティブ思考の方です。樺沢の調査では、**ポジティブな人は2割以下。ネガティブな人が圧倒的多数派**なので、卑下(ひげ)したり落ち込んだりする必要はありません。

ネガティブな人は、自分の失敗ばかりに注目します。ですから、仕事で成果を出していても、わざわざ悪かったところを見つけて落ち込んでしまうのです。このようなネガティブな人は、99個の楽しいことがあってもたった一つの辛いことにとらわれてしまうので、幸せにはなれません。

そもそもネガティブな人は、目標を高く設定しすぎる傾向があります。**高過ぎ**

る目標は、達成できないと落ち込む原因になるので、目標は低く設定しましょう。そうすると、高い目標の時とできていることは同じでも、自分の見え方が変わってきます。この目標を低く設定して、自分ができている部分を見つけましょうというのが、樺沢流のネガティブからポジティブへの変換方法です。

具体的には、「ポジティブ3行日記」がおすすめです。今日1日が終わった後、寝る直前に良かったことや上手くできたことを3つ思い出してください。それを1つ1行、合計3行でノートに書きます。「3つも思いつかない」という人は、1つでもよいので書きましょう。上手くいかなかったり失敗したりしたことは置いておき、上手くいったことにだけフォーカスするのです。

結果が失敗でも、一生懸命頑張ったのなら、それはポジティブな出来事です。どんな失敗にも、良い面と悪い面が混在します。物事に対して熱意とか情熱を持って取り組んだのなら、良いこと、上手くいったことにカウントすればいいのです。1日1つでも良いことがあれば、それは素晴らしい人生だと思います。

疲れている時の過ごし方

すきま時間に読書をするのですが疲れていると集中できません

34歳・男性

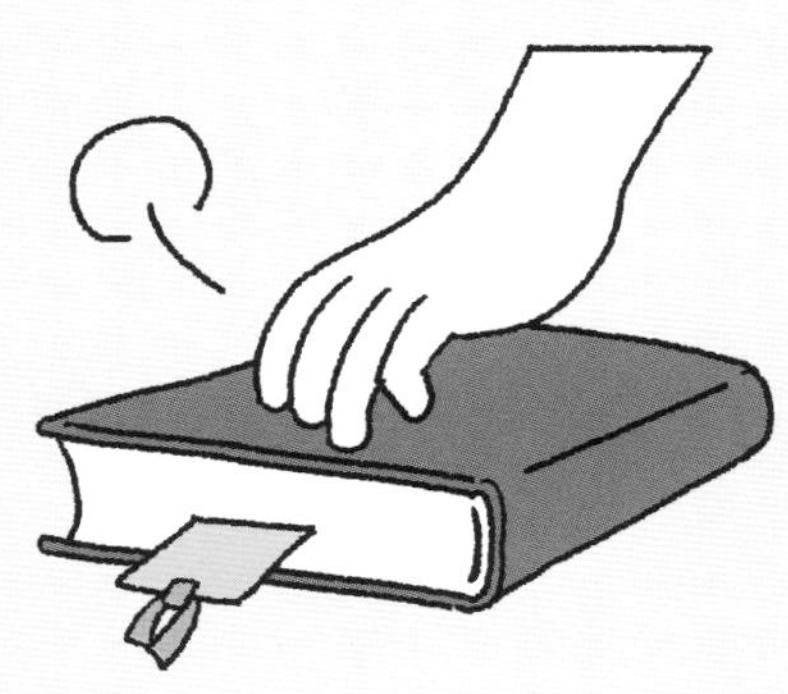

疲れている時は
無理せず
ボーっとしていい
たまには
脳を休ませよう

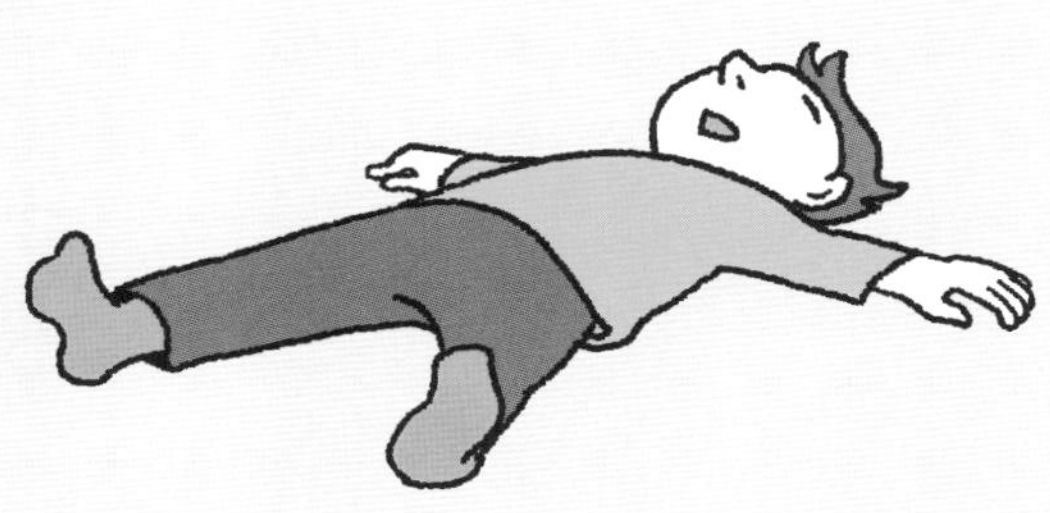

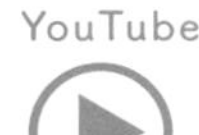

ボーっとすると「デフォルトモード・ネットワーク」が活性化する

私は常々通勤時間などのすきま時間を使って、読書や勉強をする自己投資をおすすめしています。なぜなら、そうすることで、飛躍的に自己成長できるからです。とくに社会人の方は、仕事もプライベートも忙しく、連続して1時間の勉強時間を確保するのは難しいでしょう。そんな方でも往復の通勤時間は絶好の自己投資の時間として活用できます。

ところが、1日ハードワークをこなした後の帰りの電車の中では、疲労困憊(こんぱい)という方も多いでしょう。それでも意識が高い方は、頑張って読書や勉強をなさっていますが、そこまで無理をする必要があるのか、難しい問題です。

はっきりお答えしましょう。疲れて集中力が低下している時に読書や勉強をしても身につかないので、ゆっくり休んだほうがいいというのが私の持論です。疲れている時にダラダラと読書をしたところで、内容は頭に入ってきません。つまり、自己成長にはつながらないので、むしろ時間の無駄です。

私は、疲れている時に読書はしません。では何をしているかというと、ボーっとしています。多くの人が、「ボーっとするのは悪いこと」と思っているようですが、じつは最近の研究でそうではないことがわかってきました。

人はボーっとしている時「デフォルトモード・ネットワーク」が、脳の中で活性化しているのです。デフォルトモード・ネットワークとは、パソコンでいえば待機の状態のことです。待機した状態でも、人間の脳は普段以上に活性化して、今まで入力された情報、記憶を整理しているのです。

つまり、ボーっとしている時間があるほうが脳は活性化し、学びの効率もアップするのです。帰りの電車の中でボーっとするのは、脳科学的にも好ましい時間の使い方というわけです。

「どうせ私にはムリ」の対処法

いつも「どうせ私にはムリ」と思って行動に移せません

30歳・男性

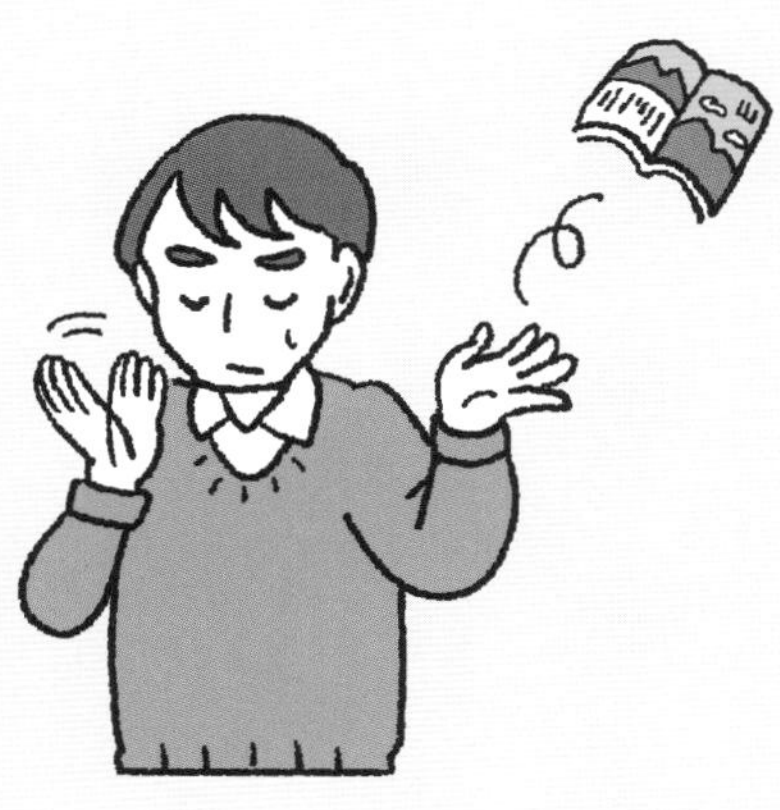

目標は低く設定する「ムリかどうか試してみよう」を口癖にしよう

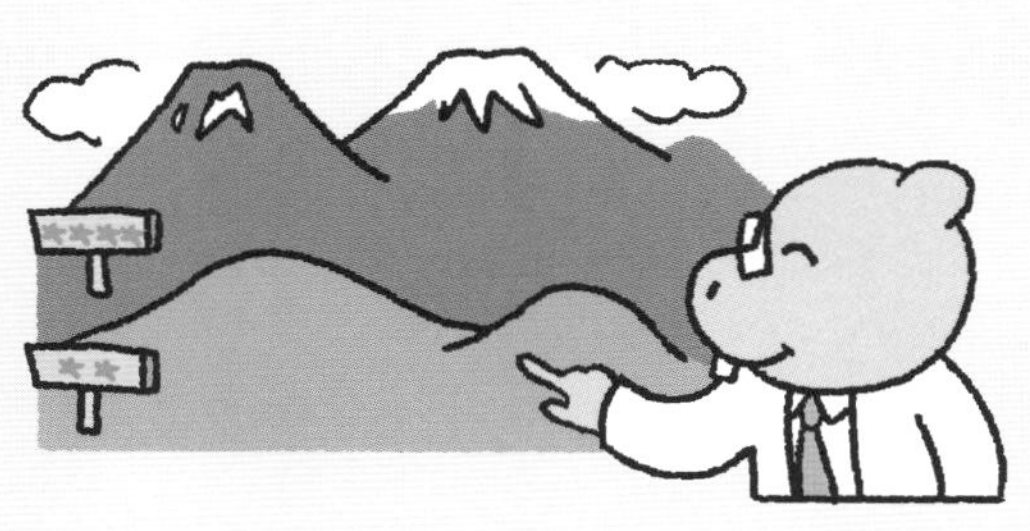

YouTube

\ Check! /

「ムリ」というリミッターを外せば脳が活性化する

ズバリ、あなたが無理と言うから無理になるのです。なぜなら、無理という言葉を発した瞬間に、脳は思考停止に陥るからです。絶対に不可能なことに、脳はエネルギーを使おうとはしません。脳はとても効率的にできているので、本人が無理と言っていることはやっても無駄だと判断するのです。

逆に脳が最もパフォーマンスを発揮するのは、できるかできないかのギリギリのライン、ちょっとだけ難しい（ちょい難）の状態です。たとえば、合格ラインギリギリの大学を受験する場合、「合格は絶対ムリ」と思いながら勉強するか、「頑張れば合格できるかも」と思いながら勉強するかによって、脳の働きは何倍も違ってくるのです。つまり、「ムリだ」というリミッターを外せばいいのです。

そこでまずおすすめしたいのが、とりあえずやってみること。「ムリ」という言葉を「ムリかどうか試してみよう」に変換して、口癖にしてしまいましょう。そして、P121でもお話ししましたが、目標を低く設定しましょう。

たとえば、私が「朝散歩をしてください」とアドバイスすると、皆さん「毎日はムリ」とおっしゃいます。しかし、私は「毎日」とは一度も言っていません。朝散歩とは、起床して1時間以内に15分程度の散歩をすること。早朝である必要もなく、あなたが11時半に目覚め11時45分に散歩に行けば、それでOKです。

とりあえず目標は低く、週に1回、5分の朝散歩から始めてみてください。これだったら「ムリ」ではないですよね。

また、「できる」か「できない（ムリ）」の二者択一となる、ゼロヒャク思考を改めましょう。ちょっとできたら、それはできたということにすればいいのです。たとえば週1回でも朝散歩に行くことができれば、「大成功」です。できた分をあなたの成果と考えれば、無理は可能に変わります。

不安を減らす方法ベスト3

会社の所長に昇進が決まったのですが正直自信が持てません

49歳・男性

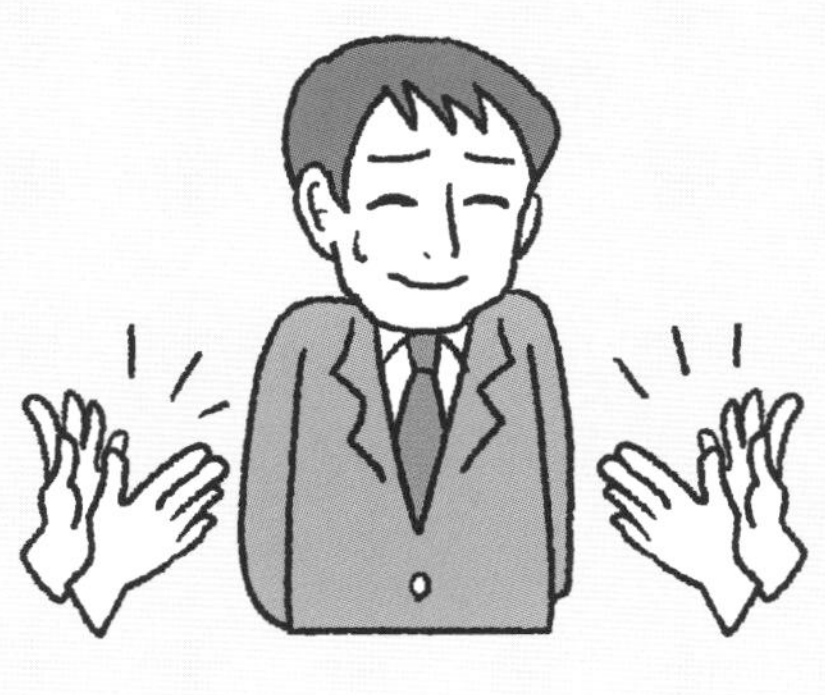

情報を集め、学びステップアップしポジティブなアウトプットをする

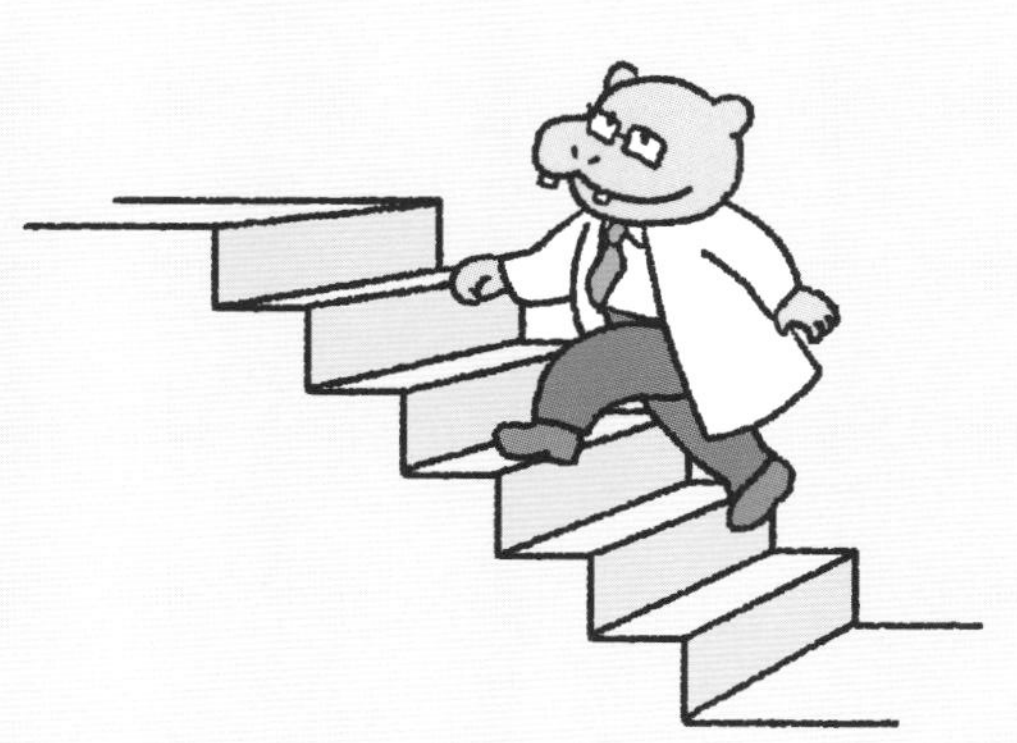

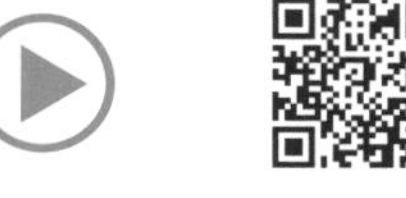

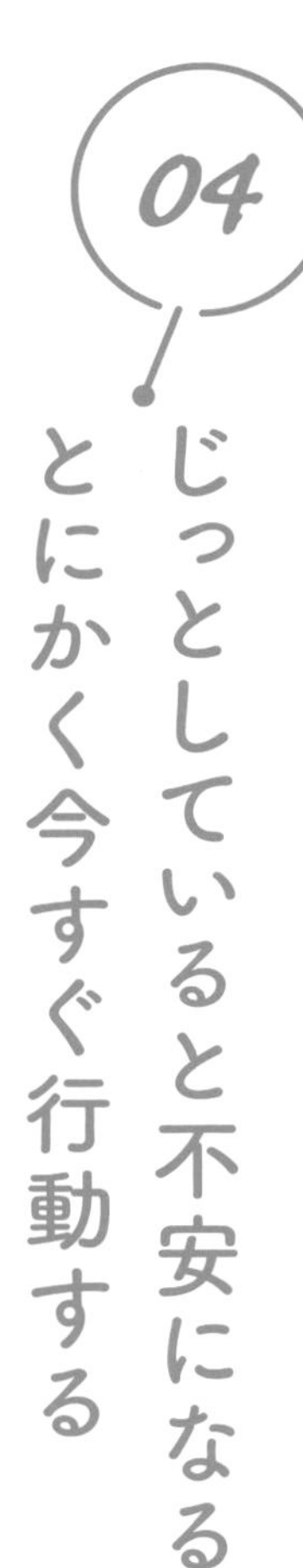

04 じっとしていると不安になるので とにかく今すぐ行動する

昇進は本来喜ばしいことなのに、仕事内容や人間関係が変わり不安で仕方がないという気持ちはよくわかります。生物学的に見て、不安とは「今すぐ行動しろ」という合図なので、私は常々不安を解消するには「まず行動しなさい」とアドバイスしています。不安や悩みをToDo（すべきこと）に置き換え、それを一つずつ行動に移していくと不安は減っていきます。そのことを踏まえて、不安を消し去り、自信が持てるようになる方法を3つ紹介しましょう。

1つ目は、「情報収集」をすることです。不安な時、脳の中では危険の警報装置、扁桃体（へんとうたい）が興奮しています。扁桃体の興奮を鎮静化するのは言語であり、言語情報が入ると人間は安心します。つまり不安な時は、安心できる情報をたくさん収集すればいいのです。たとえば、新しい職場について、前任の所長さんにできるだけ詳しく話を聞いておくと、不安は解消されると思います。

2つ目は「学び」。一番簡単な方法は読書です。書店には「管理職になったら読む本」とか「初めてのマネジメント」というような本が何冊も置いてあります。1つ目の情報収集の一環としても、赴任する前にしっかり読んで理論武装すると自信につながります。ここでのポイントは、困ってから読むのではなく、事前に読んでおくことです。学びによって自分の実力を高めればいいのです。

3つ目は、「ポジティブアウトプット」です。新しい職場に向かうにあたって、ネガティブなことを考えるから不安になるのです。逆にポジティブな妄想をしましょう。昇進を自己成長するチャンスととらえて、ポジティブなアウトプット（昇進して得られるメリット、やりたいこと）を7個以上書き出してみてください。「書く」行為は非常に強いアウトプットの方法なので、妄想を書いていくうちに「新しい職場は楽しそう」という気持ちになります。

「将来が不安です」の究極的な解決方法

今何をすればいいか
わからなくて
将来が不安です

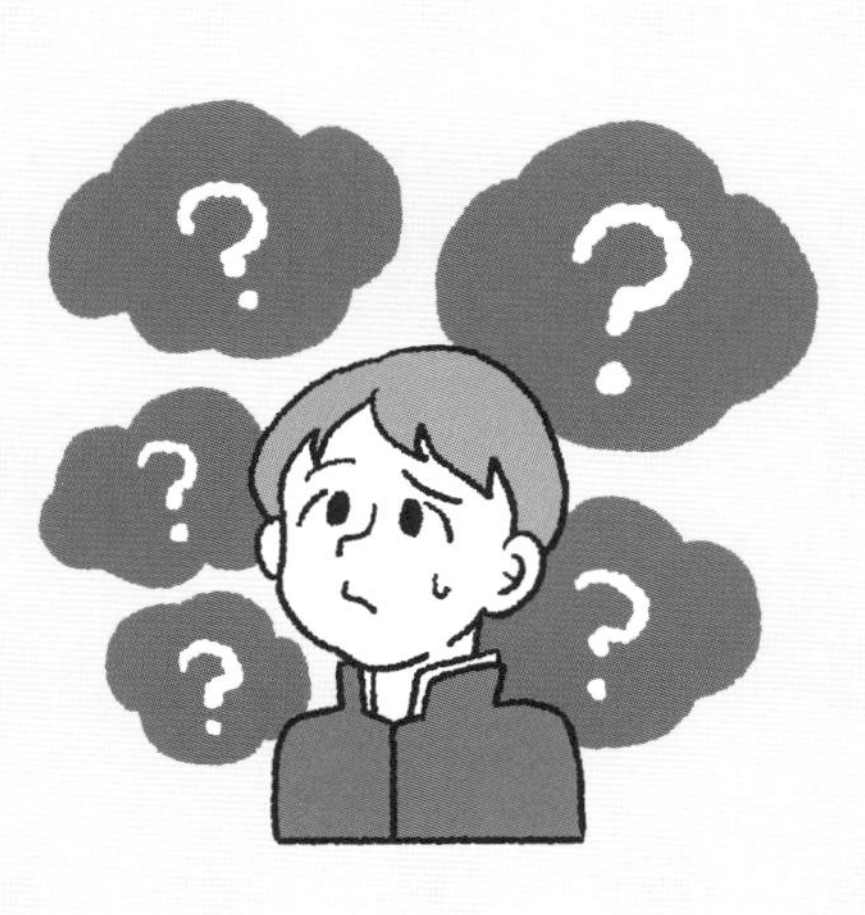

とりあえず
アウトプット力を磨き
SNSや
インターネットに
情報発信をしてみる

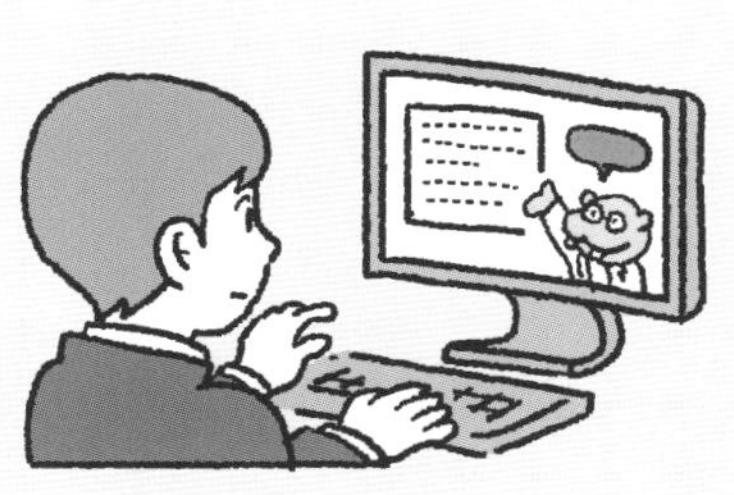

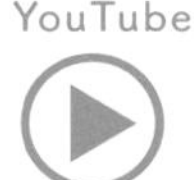

スマホをアウトプットのツールとして使うと収入が発生する

仕事にはインプット型仕事とアウトプット型仕事があります。インプット型仕事とは、上司の指示どおりに言われたままに行う仕事、いわゆる昭和時代の仕事のやり方。しかし今の時代、インプット型の仕事はコンピューターやＡＩ（人工知能）を搭載したロボットのほうが、人間よりも遥かに優れています。したがって、インプット型の仕事しかできない人は、どんどんＡＩに取って代わられます。

そこで、ＡＩにできないことは何かと考えると、それは斬新なアイデアを出したり、プラスアルファの自分なりの工夫、付加価値を加えたりといったアウトプット力になります。アウトプットとは、「話す・書く・行動する」ですが、これからの時代、このアウトプット力が問われてくるでしょう。

若い人たちは、ぜひアウトプット力を磨いてください。具体的には、本や映画、テレビ番組の感想を書いたり、自分の意見を言う、友だちと議論する。こういう小さなアウトプットを普段から行うとアウトプット力は向上します。インターネット時代のコミュニケーションの主役はテキスト(文字、文章)です。SNSのメッセージやメールがそうですが、文章を書く力が間違いなく重要になってきます。

そして、もう一つの主役がインターネットです。スマホをアウトプットのツールとして使い始めると収入が発生し、見える世界が変わってきます。たとえば、動画を撮ってネットにあげる、イラストや小説、音楽を発表する、不用品を売るなど、ネットを有効活用し情報発信してみてはいかがでしょうか。情報発信すると、そこにさらに情報が集まり、気づけば人気YouTuberになっていたとか、起業できたとか、ネットは無限の可能性を秘めています。

ただし、最初から「お金持ちになりたい」と目標を大きくすると、すぐには結果が出ないのでたちまち挫折します。まずは自分が楽しむことが大切です。

ライフワークを見つける方法

ライフワーク（天職）を見つけるためにはどうすればいいですか

32歳・女性

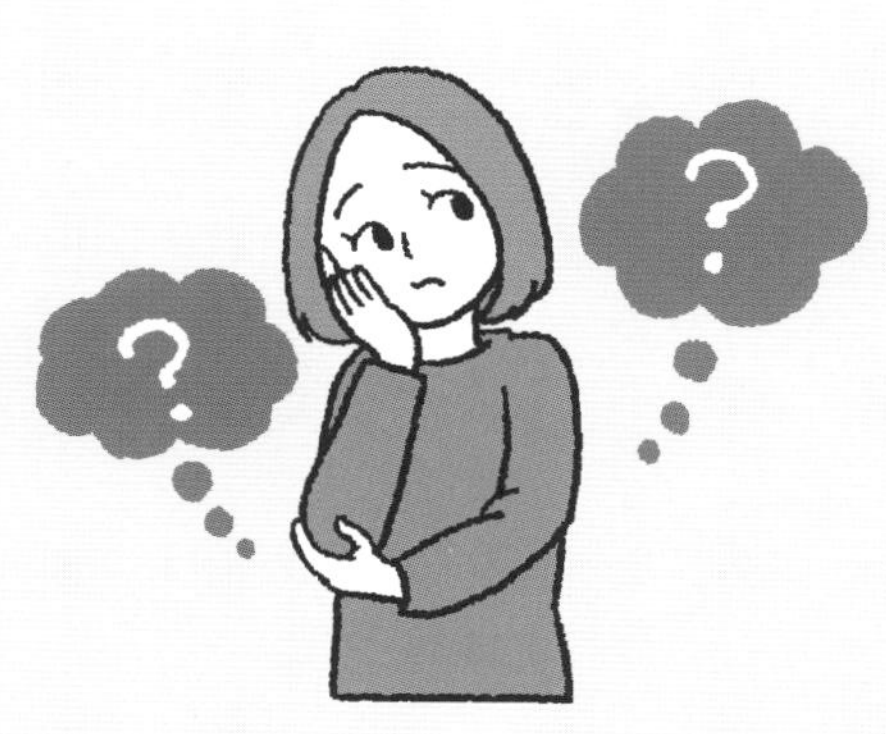

コンフォートゾーンから出てプチチャレンジをしてみる

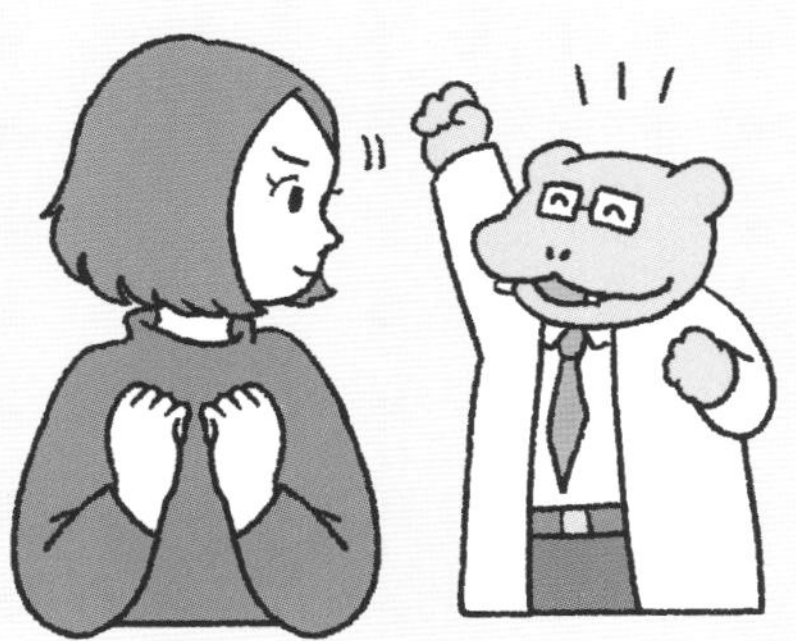

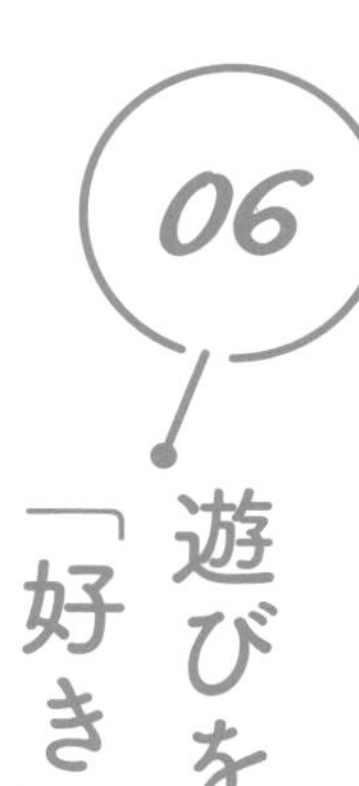

遊びを通して「好き」というアンテナを鍛える

仕事はライスワーク、ライクワーク、ライフワーク（天職）の3パターンに分かれます。ライスワークとは、ご飯を食べるための仕事のこと。生きるためには収入が必要で、ご飯を食べるためには嫌いな仕事もしなければなりません。

ライクワークは、自分が好き、楽しいと思う仕事。たとえば、人と話すことが好きなら、接客業や営業などコミュニケーションが必要な仕事は楽しいと思えるでしょう。あるいは私のように文章を書くのが好きで、文章を書くことで生計が立てられるのなら、それもライクワークと言えます。

そして、ライクワークの割合を増やしていき、さらに突き詰めていくことで、「これこそ天職だ！」と思える。それがライフワークになります。私の場合、やりたいことは「情報発信によるメンタル疾患の予防」なので、ＹｏｕＴｕｂｅはライフワークと言えるでしょう。

ライフワークは、新しいことに挑戦することで見つかります。挑戦といっても大きなチャレンジではなく、自分の知らない世界をちょっとのぞきにいくイメージです。私たちは、自分の知っている「場所・人・仕事」（コンフォートゾーン＝快適領域）で生活をしています。今の仕事がライフワークだと思えないのなら、自分の知っている世界の中には天職はないということ。コンフォートゾーンから出ない限りライフワークは見つかりません。そこで、コンフォートゾーンを出て、ちょっとしたプチチャレンジをしてみましょう。生まれて初めてキャンプに行ってみたり、異業種の人と雑談してみたり、そんな些細なことでいいのです。

また、自分の「好き」というアンテナや「好奇心」を信じて動いてみるのもいいでしょう。好きなこと、楽しいことをやりながら、それを積み重ねていく中で、ライフワークが見つかるかもしれません。

何歳でも人生を楽しもう！

人生は何歳からでもやり直すことはできるのでしょうか

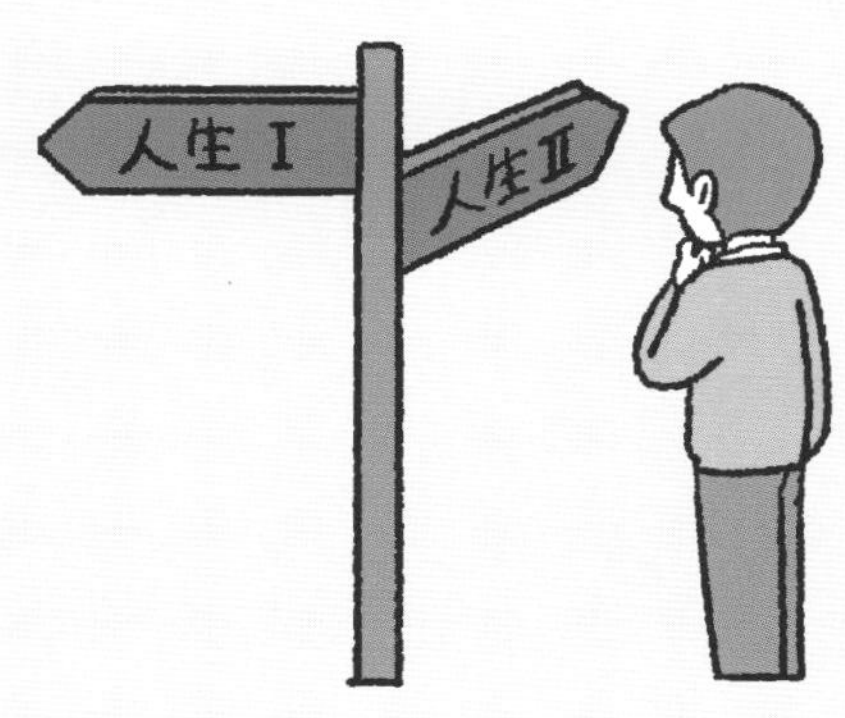

インプットとアウトプットを習慣にしていれば何歳からでもやり直せる

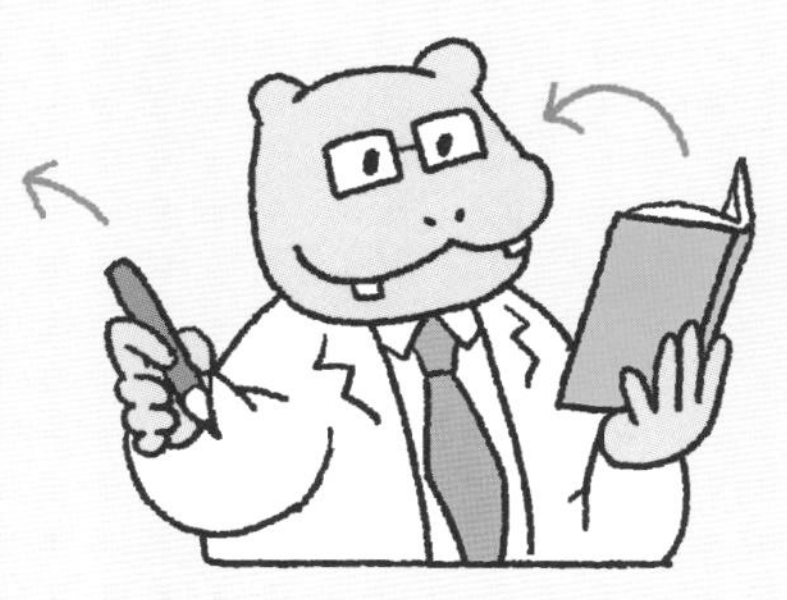

YouTube

今後は定年退職してから新しいことを始める人が増えていく

結論から言うと、人生は何歳からでもやり直せます。たとえば、70歳からでもやり直すことはできます。なぜなら、人間は年を取ることで失うものもありますが、得るものもあるからです。気力や体力は衰えるかもしれませんが、若者が持ち得ない知識や経験の蓄積があり、それを活かすことで十分やり直せます。

ただし、50代、60代で知識も経験もありません、若者と比べて何のアドバンテージもありませんでは困ります。インプット（学び）を行い、アウトプットして、少しずつでも成長していく。今が何歳でも、読書をしたり、人と会ったり、自分のコンフォートゾーン（快適領域）を出て、色々な経験をして、チャレンジして、経験値を積み上げていくことが大切です。

たとえば、私は39歳の時に大きなチャレンジをしました。私は勤務医として病院で働いていたのですが、2004年から2007年までの3年間、アメリカに研究留学をしました。私はそこで、カルチャーショックを受けたのです。

「アメリカ人は、自分と家族を大切にして、自分らしく楽しく生きていて、その上で仕事を一生懸命頑張っている。すごくいい生き方だな」と思いました。そして、「私も自分のやりたいことをやろう。私は本が好きなので、本を書こう」と思ったのです。この時点で本は何冊か書いていたのですが、本の執筆とインターネットの情報発信で生計を立てていこうと決意し、41歳で勤務医を辞めました。

人生100年時代といわれる今だからこそ、「学び」が注目されています。今でも定年退職した人が、改めて大学や大学院に通うという学び直しが流行っていますが、これからは間口がもっと広がり、65歳になってから新しいことを始めようという人が増えていくでしょう。インプットとアウトプットを習慣にしている人は、何歳からでもチャレンジできるので、希望を持って生きていきましょう。

大人になるってどういうことですか？

大人になるって
どういうことですか

25歳・女性

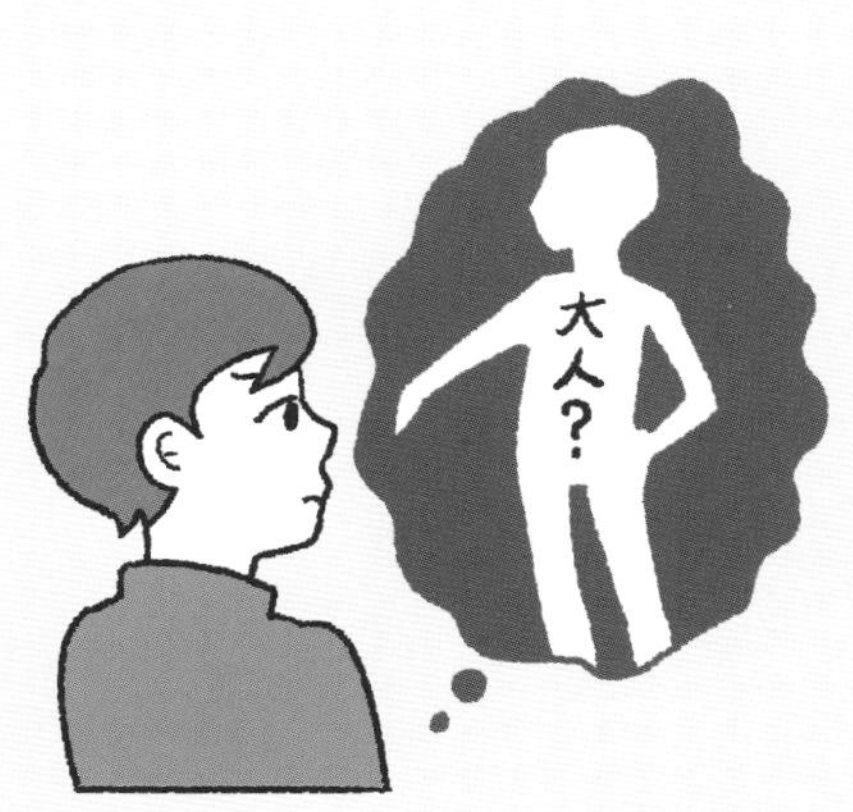

他の人に配慮ができるようになること

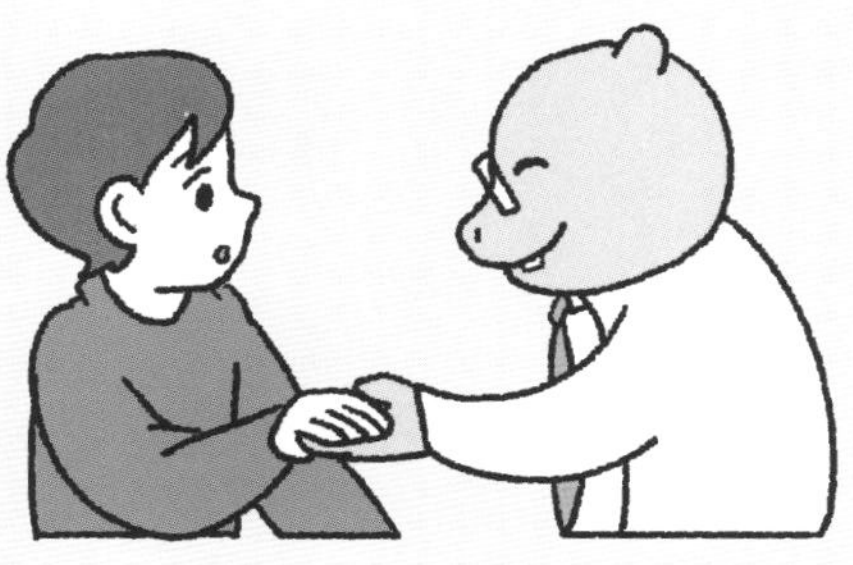

YouTube

\Check!/

客観的な目を持つ大人は「対他的配慮」ができる

私が考える子どもと大人の違いとは、「対他的配慮」があるかどうかです。対他的配慮とは、「他の人に対して配慮ができるかどうか」という意味です。

子どもは、「自分の話を聞いて」とか「自分と遊んで」とか、常に「自分が、自分が」と、常に〝自分モード〟です。一方大人は、自分の言葉や行動が人からどう見られているか、客観的な目を持っています。これを持っていないと、大人とはいえないと私は思います。

自分が何かアクションを起こす時、他の人がどう思うか考えて発言したり行動したりすることを、心理学の用語で対他的配慮といいます。客観的な目を持っている大人であれば、対他的配慮ができるはずですが、中にはそれができない「自分が、自分が」の〝自分モード〟な人もいます。そういう人は「あの人は、子どもっぽいね」と、あまりよく思われません。

また、人間は成長するにつれ家族から幼稚園、小学校、中学校、高校と、どんどん世界が広がっていきます。そして、最終的に社会の中に放り出される時、その中で自分のポジションを決めます。心理学的にいうと「社会的定位」。社会の中で自分の位置を定めるわけです。そのためには、他の人との距離感を測る必要があります。したがって、対他的配慮により他の人に及ぼす影響を考えられるようになれば、一人前の大人といえるのではないでしょうか。

しかし、実際に対他的配慮ができる大人が、今どれだけいるのか疑問です。正直、十分できていない子どもっぽい大人もよく見かけます。だからこそ、大人になるためには、**自分がアクションを起こす時、相手の立場、気持ちになって考え、行動することが大切**です。

過去のトラウマにとらわれない方法

過去の失敗が忘れられず心が苦しくなります

32歳・女性

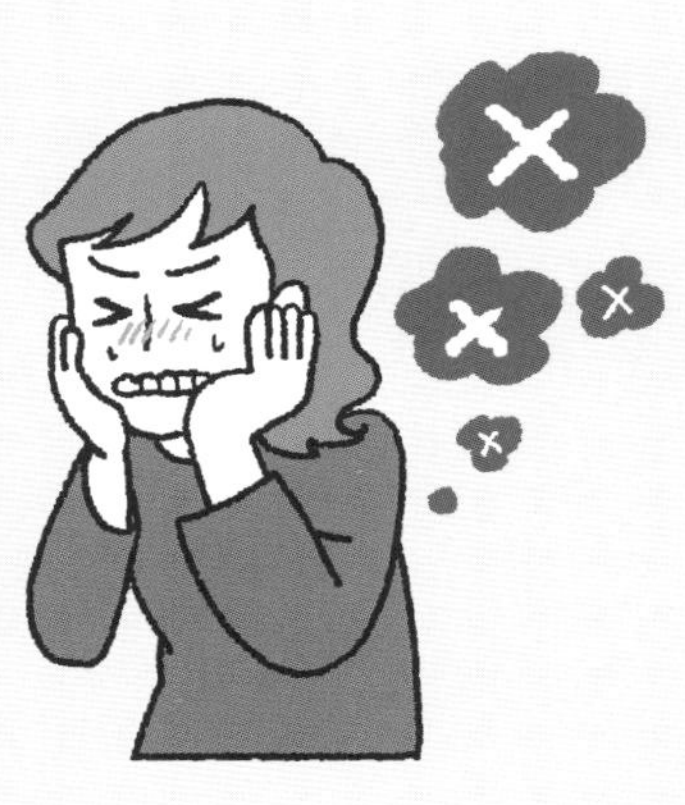

過去の失敗を1回だけ人に話してスッキリ忘れる

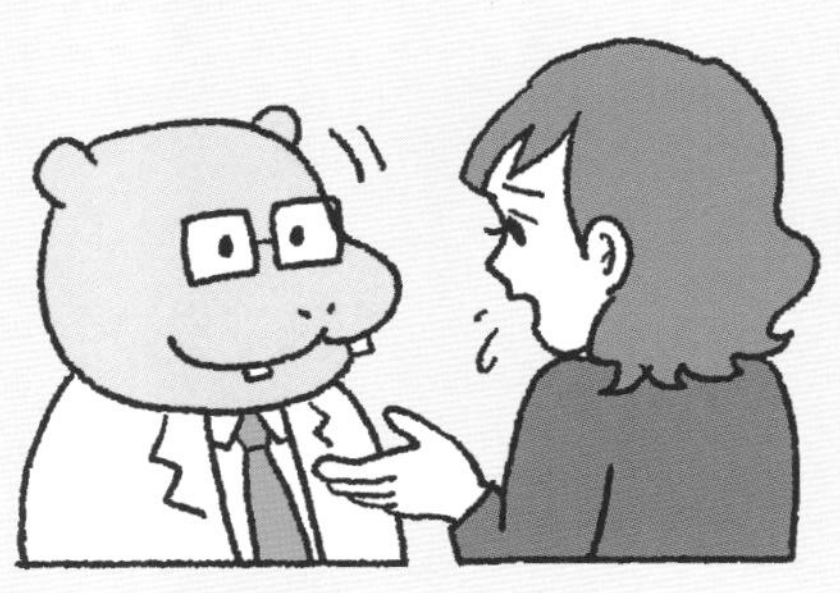

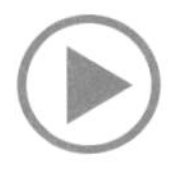

嫌なことは1回だけ話す　または文章に書き出してみる

誰でも過去に大きな失敗や大切な家族や友人を失うなど、心に傷を負った経験があると思います。いわゆるトラウマ（心の傷）は、思い出したくないのに思い出してしまう。思い出さないようにすると余計思い出して、苦しくなります。

たとえば、ある女性が失恋して、まずAさんに「彼氏に振られた」と話します。翌日、Bさんに「彼氏に振られた」と話し、また次の日にCさんに「彼氏に振られた」と、毎日のように自分の苦しい体験を話していました。

そうすると、「彼氏に振られた」という苦しい体験が記憶として定着します。一般的に、2週間以内に同じことを3回アウトプットすると、しっかりと記憶に定着する。つまり忘れられなくなります。それではどうすればいいかというと、

1回だけじっくり話して、あとは忘れるという練習をすればいいのです。

精神科のカウンセリングも、過去のことを聞く時は、何度も同じことを聞くと記憶が強化されてトラウマが悪化するので、細心の注意を払います。タイミングを見計らいじっくりと時間をかけて1回は聞きますが、1回聞いたら当面は聞かないという形でカウンセリングを進めていきます。

また、過去の苦しい体験を忘れる方法として、文章に書き出すのもおすすめです。心理療法の一つに筆記療法があります。自分が感じたことを全部文章で書き出してストレスを発散します。話し相手がいなくても、一人でできます。書いて表現すると癒しになります。会話だと、つい何度も話したくなりますが、文章として一度書き出すと、翌日もう一度同じことを書きたいとは思いません。

「書く」という作業は、心の荷下ろしに最適です。荷下ろしとは、重たい荷物（心の荷物）を下ろして、手放すことです。どうしても引っかかることがあれば、一度すべて書き出してみてください。スッキリしてすごく楽になると思います。

第4章のまとめ

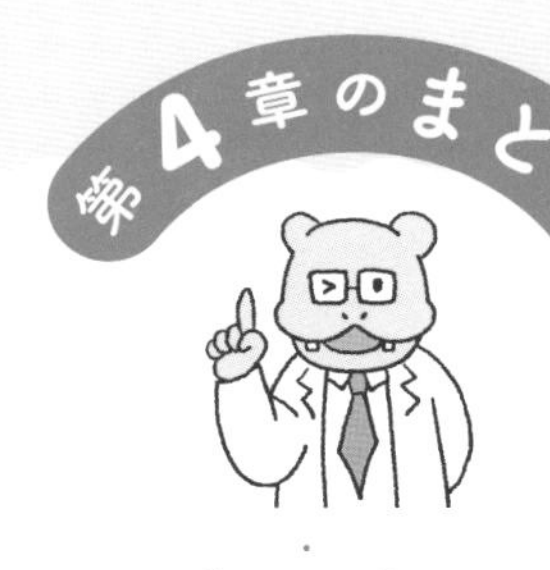

ネガティブ思考をポジティブ思考に変換しよう

① ネガティブが強い人に贈る言葉

- ネガティブな人は8割。卑下する必要も、落ち込む必要もない。
- 1日に1つでも良いことがあれば、それは「素晴らしい人生」。

② 疲れている人に贈る言葉

- 疲れている時は、無理する必要はない。まずは疲労回復。

●ボーッとするのは良いこと。脳が活性化する。

③「どうせ私にはムリ」という人に贈る言葉

●ムリと言った瞬間に、ムリは現実になる。
●「できる」「できない」ではなく、まずやってみる。
●目標をドンドン下げていけば、ムリも可能に変わる。

④不安が強い人に贈る言葉

●行動しなければ、不安は強まる。行動すれば、不安は消える。
●情報が少ないと、不安は強まる。情報を集めると、不安は消える。
●ネガティブ言葉で、不安は強まる。ポジティブ言葉で、不安は消える。

5 将来が不安な人に贈る言葉

● 自分で考えて行動できる人が、必要とされる時代。

● ＡＩ時代に問われるのは、アウトプット力。

6 仕事にやりがいを感じない人に贈る言葉

● 天職は、あなたの「外の世界」にある。

● 新しいことに挑戦すると、世界が広がる。

● 好奇心を信じる。「おもしろい」の先に、「やりがい」はある。

7 年齢であきらめている人に贈る言葉

● 年をとるのは悪くない。年をとるほど、知識、経験は増えていく。

- 「学び」を続ける人の脳は、老化しない。
- インプットとアウトプット、新しい挑戦で、脳は活性化する

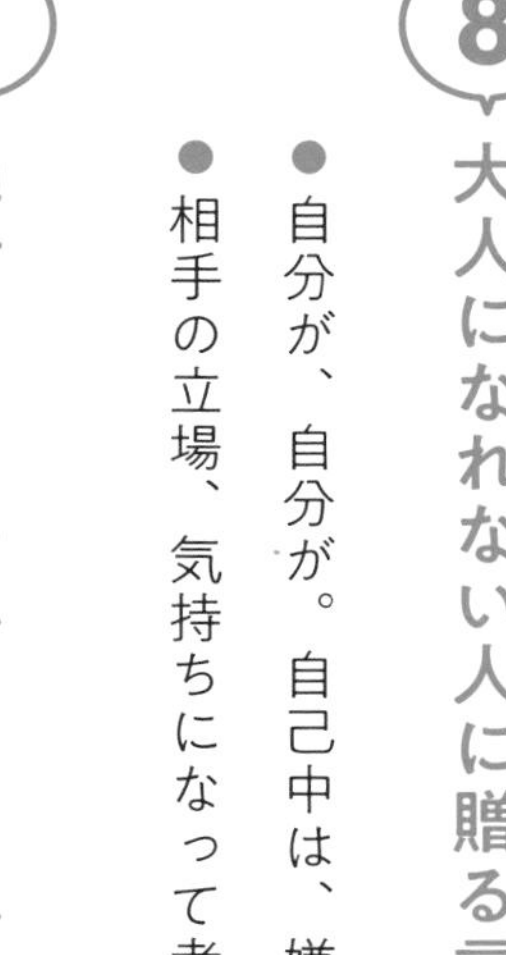

8 大人になれない人に贈る言葉

- 自分が、自分が。自己中は、嫌われる。
- 相手の立場、気持ちになって考え、行動しよう。

9 過去にとらわれやすい人に贈る言葉

- 素直な人は、どんどん成長する。
- つらい体験は、話せば話すほど忘れられなくなる。
- 一回だけ話す、書く。スッキリ忘れる練習をしよう。

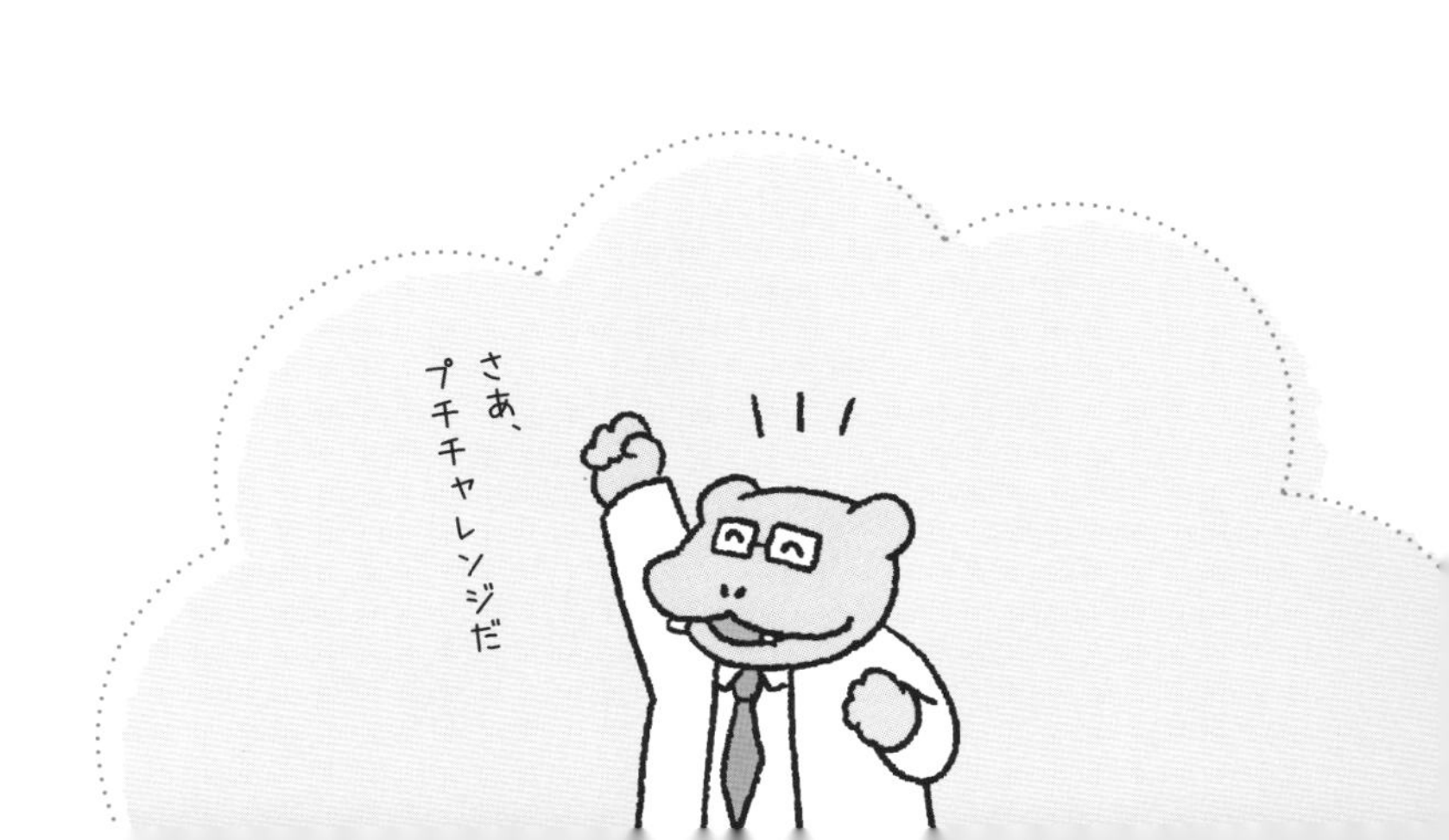
さあ、
プチチャレンジだ

第5章

気持ちと行動を切り替える

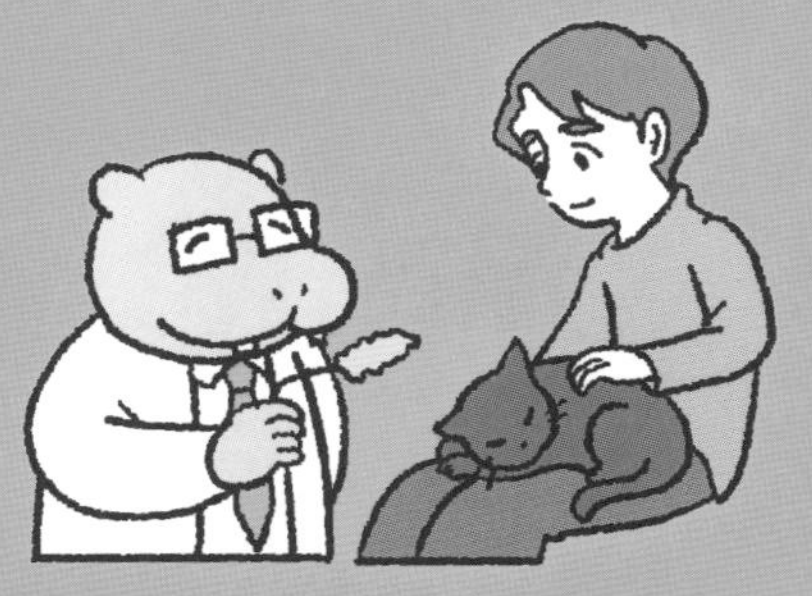

「自己愛」は悪くない！

自己愛を表に出すことは変なことですか

43歳・女性

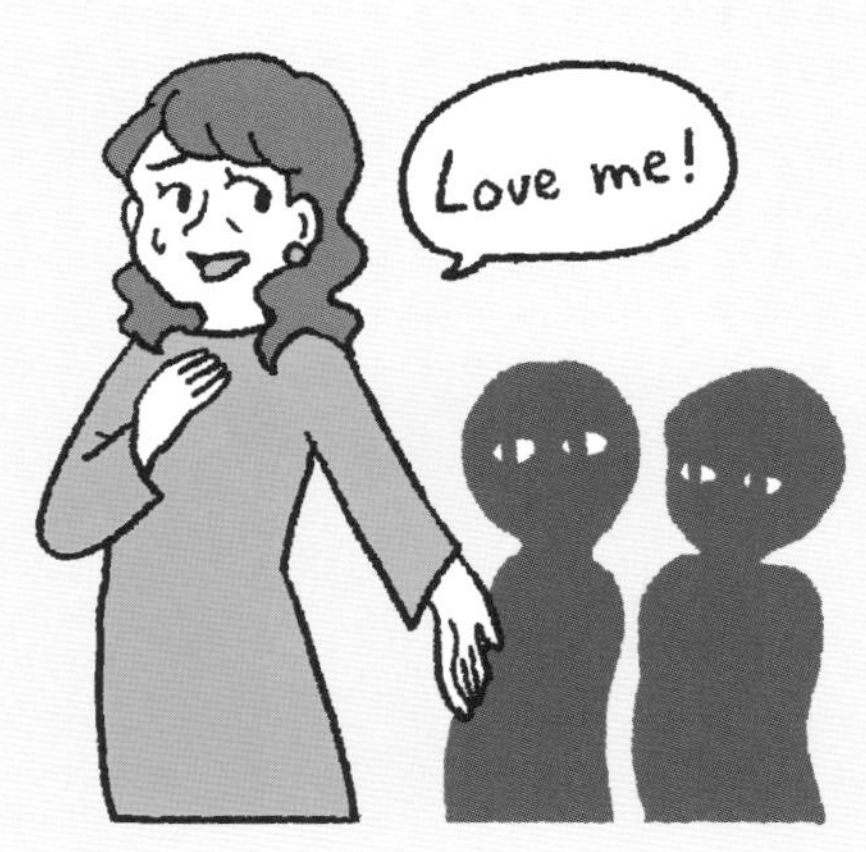

自分を大切にする人が
人を大切にできる
自分を愛する人が
人から愛される

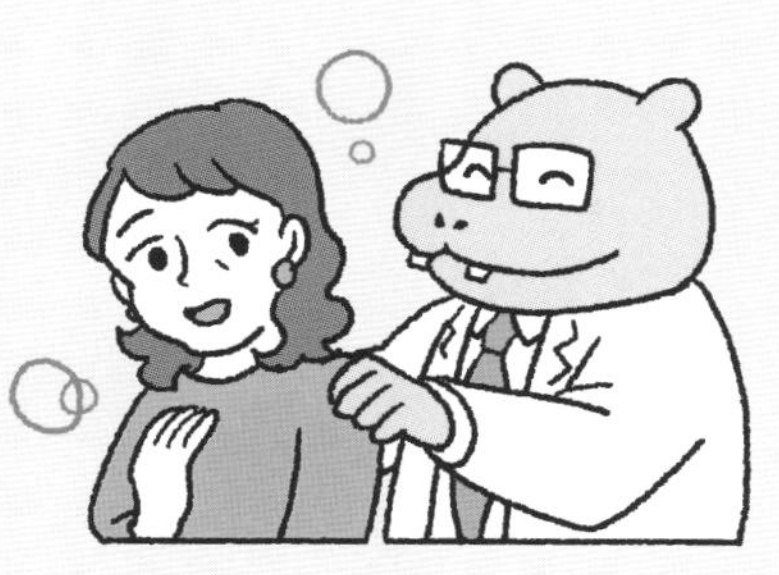

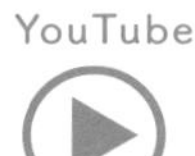

\ Check! /

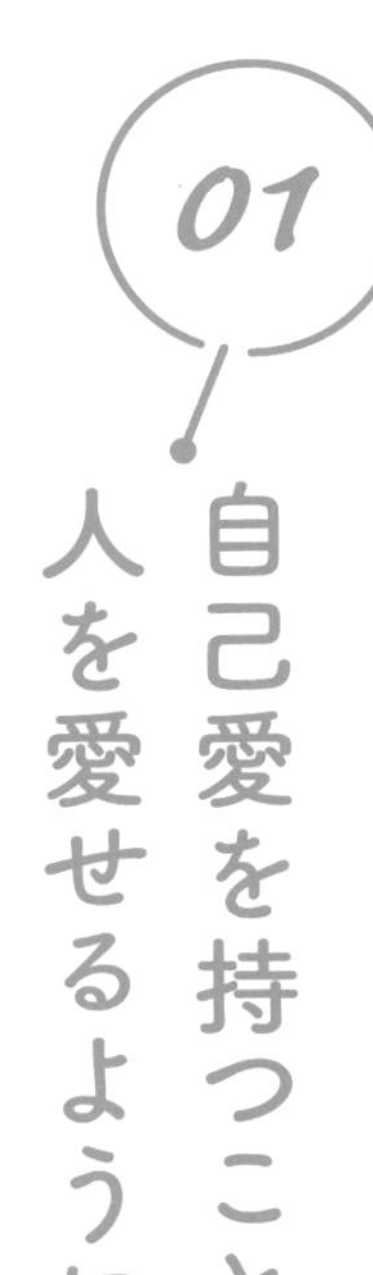

01 自己愛を持つことで人を愛せるようになる

日本では「私は自分が好きです」と言いづらい風潮があります。一方、米国では自己愛を表すことは当然のことです。自己愛はすごくいいことです。自分を愛せない人は他人を愛することはできません。また、自分に優しくできない人は他人にも優しくできません。

生物には「自己保存の欲求」があります。自己保存とは自分を大切にすることです。自分の健康管理をしっかりとした上で仕事をしないと病気になってしまいます。日本人は会社や家族のためと言って、自己を犠牲にして働きがちです。もっと自分を大切にする。自己愛を持つことを認めてもいいでしょう。

自分を愛せないという人がいます。人から愛されたことがない人です。人から愛されないと人の愛し方がわからなくなってしまいます。精神科の患者さんで自分を愛せないという人は、親子関係で愛情に問題があったか、幼少期に虐待を受けていた場合もあります。そういう人は自分を愛せず自信が持てなくなるので、上手く自己表現できません。そのため異性との関係も上手くいかなくなり、結婚しても離婚や家庭内不和を起こしやすいのです。

まず「自分を愛していい」のです。自分すら愛せない人を、赤の他人が愛してくれることは難しいでしょう。

また、日本人は自己犠牲を好みますが、自分が病気になって働けなくなると家族を養えなくなります。それが結果的に周りに一番迷惑をかけることになります。

本当の自己犠牲とは、自分を大切にした上で他者に対して献身的な行動をすることです。自分を痛めつけて懲らしめるのは、単なる自虐です。人から愛されるのは大変ですが、自分で自分を愛するのは、100%自分の意思で可能です。まずは自分を大切にし、自分を愛することからはじめましょう。

（人生を楽しんでいる人の共通点）

人生を楽しんでいる人の共通点はありますか

29歳・男性

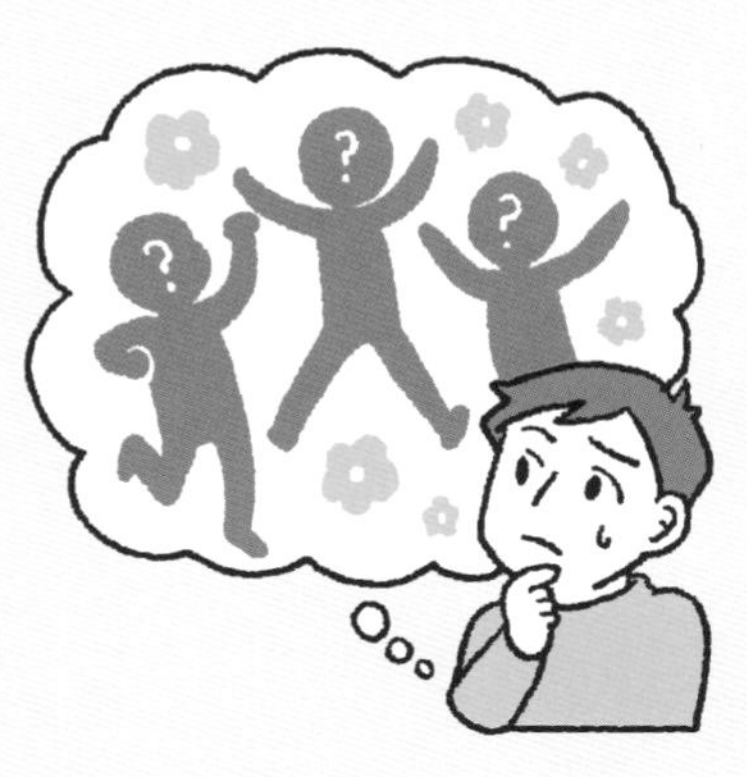

人の言葉を素直にニュートラルに受け入れれば新しいチャンスが

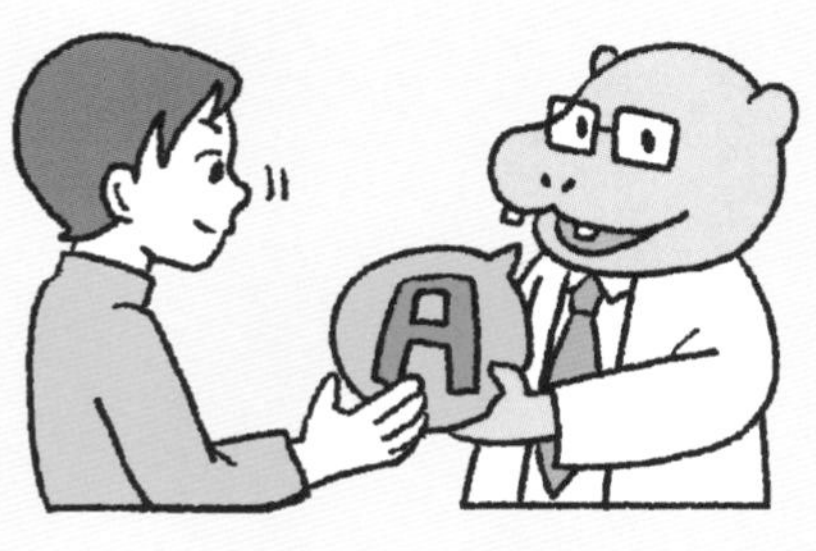

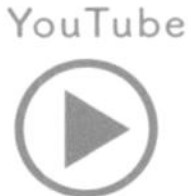

情報はいったん受け入れ、とりあえずやってみる

人生を目いっぱい楽しんでいる人には共通点があります。キーワードは「素直」であること。素直というのは偏見や先入観にとらわれず、素のままに受け入れられること。別の表現なら「ニュートラル（中立）」です。

素直な人は前もって判断せずに情報を集めて、スポンジのように吸収できます。素直でない人は「どうしてそうなんですか」といちいち理由を聞いて吸収しません。素直とは重要な学びの才能であり、自己成長の「素（もと）」です。

ほとんどの人はこれまでの経験からくる先入観で物事を判断します。すると他の人からアドバイスや助言を受けた時に、無意識にブロックしてしまうのです。どんなにいい情報がきても遮断してしまうため、多くのチャンスを失うことになります。素直に、ニュートラルに情報を受け取る人は、自分の中にいったん入れて、「とりあえず試してみよう」と考えます。

「**とりあえずやってみるフットワークの軽さ**」が、素直に動ける人の条件です。それが面白いのか、面白くないのか、ビジネスで上手くいくのか、いかないのか、ちょっとやってみるとわかります。人の言葉を素直に受け入れて、ちょっとだけ行動すれば感触がつかめるでしょう。ビジネスでも新しいチャンスを得る可能性が増えます。プライベートでも素敵な出会い、楽しい出来事が増えていきます。

「良い／悪い」「できる／できない」といった判断は後にして、とりあえず人の意見を受け止めてみる。本や動画、講座で学んでも、ほとんどの人は先入観や既存の価値観で、新しい価値観をブロックします。もっと考え方を柔らかくして、いろいろな人の考えや行動を自分に取り入れて、試しに行動してみましょう。

価値観が合えば続ければいいし、合わなければやめればいい。そういう自由さ、素直さがあなたの可能性の扉を開くのです。

心の時代と言われています何を大切にしたらいいですか

27歳・男性

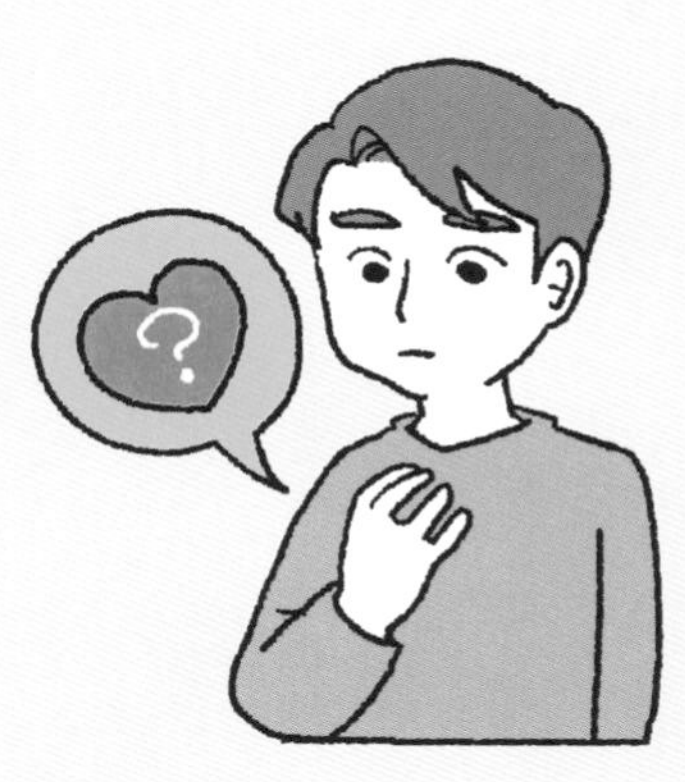

セロトニン的幸福
「健康」と
オキシトシン的幸福
「つながり」が
大切です

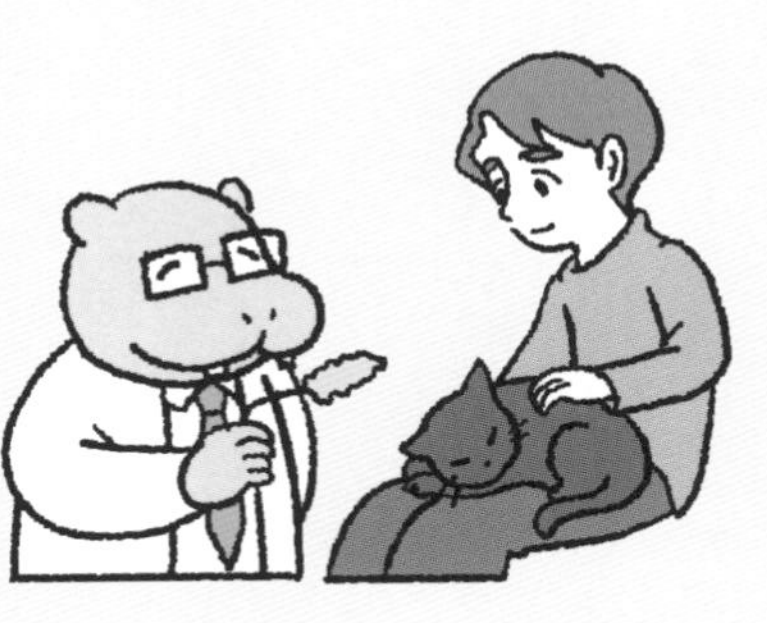

意識的につながりを作っていく「つながり」の時代

バブル経済が破綻するまではお金の時代であり、電化製品や自動車などを大量生産するモノの時代、ドーパミン的な喜びの時代でした。ドーパミンとはお金や達成感を得た時に出る幸福物質です。東日本大震災が起こってからは、モノより人との「つながり」が大切だと言われ、心の時代に切り替わってきたのです。

最近ではサステイナビリティ（持続可能性）が注目されています。以前は発展・成長に価値がありましたが、過剰な発展による環境破壊のため、今は発展どころではなく、現状維持も厳しくなっています。そのため持続可能な「生活スタイル」や「ワークスタイル」、「資源の使い方」を考えるようになりました。モノの豊かさには限界があり、心の豊かさを求めるしかないと思い始めたのです。

脳科学的には、金銭欲や物欲はドーパミン的な欲求ですが、人とのつながりはオキシトシン的な欲求と考えられます。**これからの時代で重要なのはセロトニン的幸福（健康の幸福）とオキシトシン的幸福（つながりの幸福）**です。**まずは健康を大切にする。そして人とのつながりを大切にする。**少子高齢化で一人暮らしが増えると孤独が問題になります。家族がいなくても友人などとの人間関係があれば、つながりの幸福は失われません。しかし今は兄弟姉妹の数は減少し、近所付き合いも少ない。**意識的につながりを作らないと一人になってしまう時代**です。

また、これからはＡＩ（人工知能）の時代です。人間はＡＩに膨大なデータの分析や処理では勝てません。人間の強みは心です。介護の場合、移動や入浴介助はロボットでもできますが、心のサポートは難しい。人間のコミュニケーションや心のつながりがさらに重視されるという意味でも心の時代だといえます。

このように、つながりが今まで以上に大切になっています。一人でもいいという考えが違うと気づけば、人間関係の「つながり」への考えが変わります。

「病みそうな時」の対処法

病みそうなくらい気分が落ち込んで泣きそう辛いです

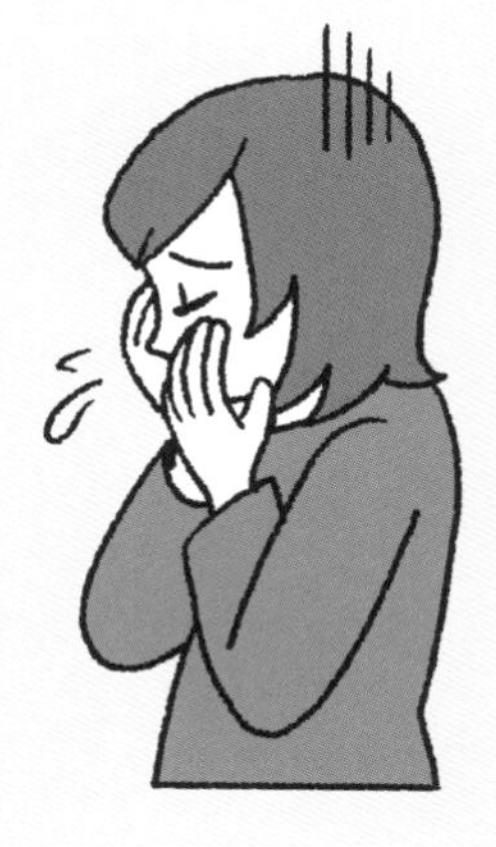

朝の光を浴びて15分散歩するだけでメンタルが整い気分が明るくなります

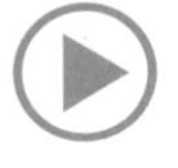

04

ガス抜きと睡眠、運動、朝散歩でメンタルは自然に整う

気分が落ち込んで泣きそうになっている時の対処法には、2つの方法があります。1つは**誰かに相談する**こと、もう1つは**朝に散歩をする**ことです。

病みそうなくらい落ち込んでいる方に「誰かに相談しましょう」と言っても、「相談する人がいない」、「相談する気持ちになれない」、「誰にも会いたくない」と言う返事が返ってきます。それくらい辛い状態なのだと思います。

しかし、そのままでは風船にガスがたまるように、ネガティブな感情が爆発寸前までたまってしまいます。それが「病みそう」な状態です。そこで必要となるのが「ガス抜き」です。**誰かに「辛い」「苦しい」と話してガスを抜く**のです。

もしあなたが他の人に会いたくない、話もしたくない状態なら、**まず「身体を**

整える」ことから始めましょう。すなわち睡眠、運動、朝散歩をすることです。

感情が不安定なのは、脳が疲れているからです。脳を休ませれば、込み上げてくる「不安感」「悲しさ」「辛さ」などのネガティブ感情は間違いなく減ります。

脳が疲れていて、病みそうな人は十分な睡眠がとれていないことが多いです。7時間以上の質の良い睡眠をとって、脳の疲れをとりましょう。

家に引きこもっているため運動不足になり、人と話すこともなくなって孤独になれば、当然健康にも悪影響があります。まず身体を整えること。そうすれば少し気分が明るくなり、辛さも和らいで、人に相談する気にもなります。

私は朝、散歩することをおすすめしています。朝起きてから1時間以内に日光を浴びながら5～15分歩いてください。青空を見ればセロトニンが出て、さわやかな気分になります。メンタルを整えようとしても簡単にはいきませんが、身体を動かすだけでメンタルは自然に整うのです。睡眠、運動、朝散歩をしましょう。それがメンタルを整える一番の近道です。

「外出が苦手」を克服する方法

不安障害、うつ状態
パニック発作を
患っていて
外出が不安で苦手です

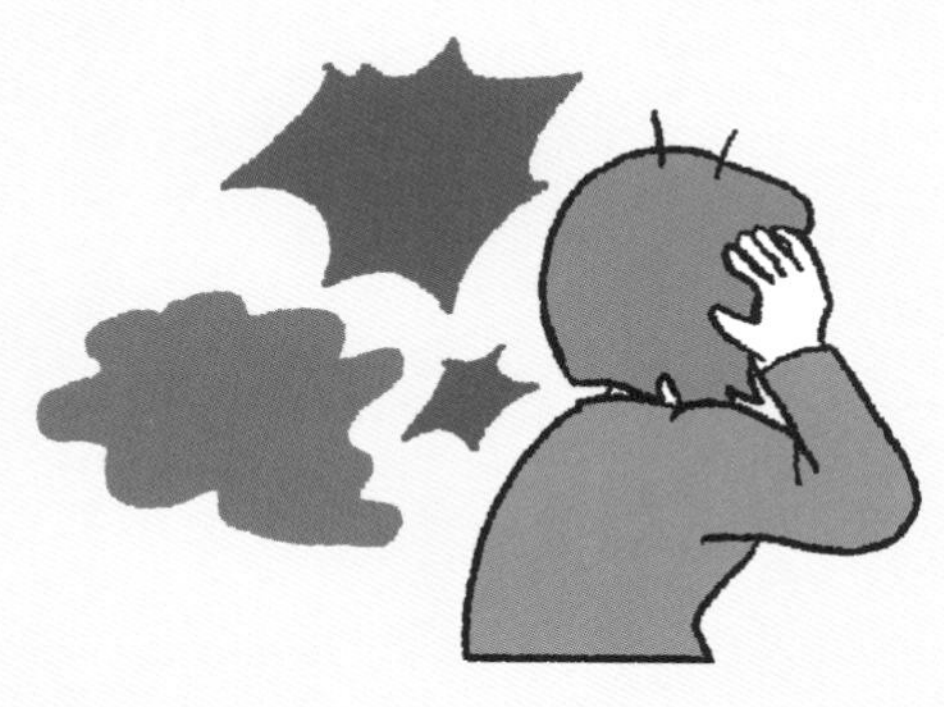

最も良い方法が朝散歩 無理なら外で 5分の日向ぼっこ から始めよう

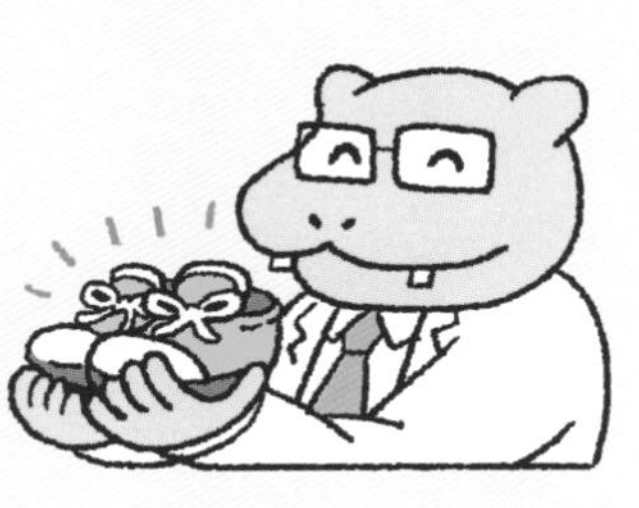

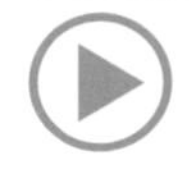

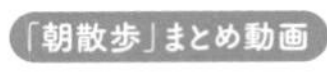

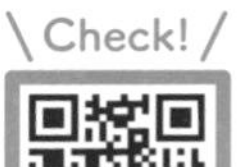

いきなり外出しようとせず朝の日光浴から始めよう

私が朝散歩をすすめても、多くの患者さんは拒否します。朝散歩の基本は、起床後1時間以内に15分程度です。無理に早起きする必要はありません。メンタル疾患治療中であれば午前10時に起きて、11時までに散歩すればいいのです。15分の散歩が無理なら10分でも5分でもOKです。5分間外にいるだけで、晴れの日であればセロトニンは活性化します。5分が無理なら、外で1分間だけ過ごして家に戻るというレベルまでハードルを下げましょう。

コンビニで買い物をすることもできないような患者さんは、いきなり無理せずに、最初は家の前の電柱まで行って戻るだけでもいいのです。朝散歩はとても重要です。うつ病、不安障害、パニック障害では、低下しているセロトニンを活性化させるとかなり改善します。**日光を浴び、散歩によるリズム運動でセロトニンが活性化**します。

実際に朝散歩を数カ月続けて症状が改善したという報告がたくさんあります。外に出られない。散歩する体力がないという人は、日光浴（日向ぼっこ）だけでもいいでしょう。ベランダや庭先、陽のあたるリビングに5分座っているだけでもいい。そして5分を10分、さらに15分と時間を延ばしていけばいいのです。

人と会うのが苦手で外出ができない方もいるでしょう。それなら**人気のない公園や河川敷に行ってみてください。まずは5分の散歩でいい。そこから1分ずつ延ばしていきます。**最終的に20分ほどの散歩ができるようになり、それが数カ月続けば驚くほどよくなります。

簡単に治るメンタル疾患はありません。苦労があっても、それを乗り越えないと病気はよくなりません。高い目標を掲げるよりも、**低い目標をたてて少しずつ自信をつけましょう。**生活習慣の改善は、患者さん自身がやるしかないのです。

「頑張りすぎる」を直す方法

明日やればいいことでも
今日やらなければと
焦ります
さぼる技術を
身につけたい

44歳・男性

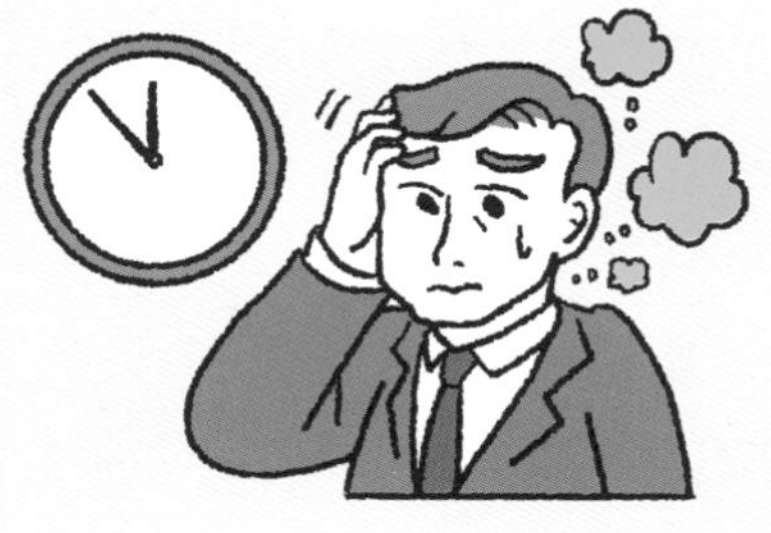

実力が100とすれば
90ぐらいでやる
頑張りすぎず
マイペースでいい

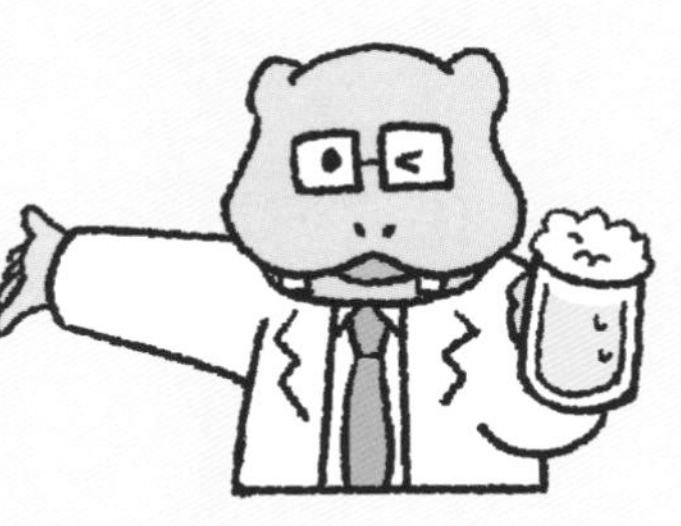

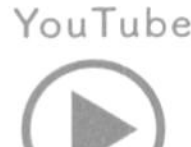

適当、ボチボチ、頑張らなくていいマイペースが最強！

日本人は「頑張る」のが大好きです。私は頑張るのが大嫌いでさぼり派。「それなのに本を出したりいろいろやっているな」と思われるかもしれませんが、基本的に「遊びマインド」で、楽しみながらやるのでかえって捗（はかど）ります。**「頑張るか、さぼるか」の極端な二者択一はやめましょう。**

その中間は「マイペース」ですが、日本人は何でも一生懸命やる、精神力で突破するのが好きです。「頑張ってください」「頑張ります」があいさつです。しかし、**私たちの能力は決まっていて、それ以上のことをやると疲れて続きません。**マラソン中継を見ると、前半で飛ばしたり、途中で飛び出したランナーは失速することが多い。マイペースで走り続ける人が最終的に勝ちます。

人生においても同じことがいえます。メンタル疾患の患者さんは頑張り屋さんです。仕事に対しても真面目で誠実。真摯で人に迷惑をかけないようにする。結果として頑張りすぎて燃えつきてしまいます。だから頑張りすぎ、真面目すぎはよくありません。**適当、ボチボチ、マイペースでいいのです。**

自分の限界を超えてやるから心が折れます。**実力を100とすれば90ぐらいでやればいいのに、110や120でやります。1~2週間の短期間ならいいですが、何カ月も続くと心も身体も壊れます。**それがメンタル疾患の状態です。

頑張りすぎるとメンタルが疲労します。マイペースを維持しましょう。やりすぎてしまうなら、短期間でなく長期で考えてください。「今日は頑張ったから、これくらいでいいだろう」と。ほどほどで妥協するのはとてもいいことです。**今日頑張っても、明日のパフォーマンスが下がったら意味がありません。**

頑張らなくていい。できる範囲で、できることを一つずつやればいいのです。

マイペースこそが、一番高いパフォーマンスを出し続けるコツです。

もっと不真面目に生きろ！

真面目な性格のせいで疲れてきました 真面目をやめる良い方法はありますか

30歳・男性

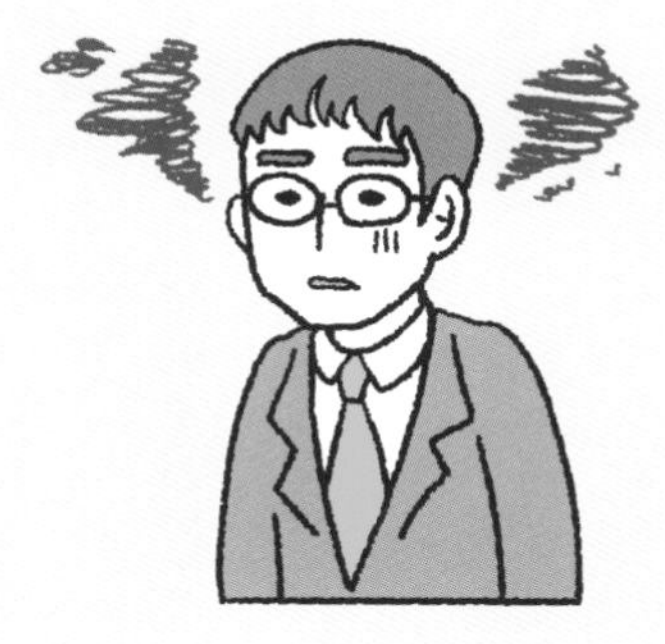

真面目に生きる必要はない 自分らしく生きると楽になる

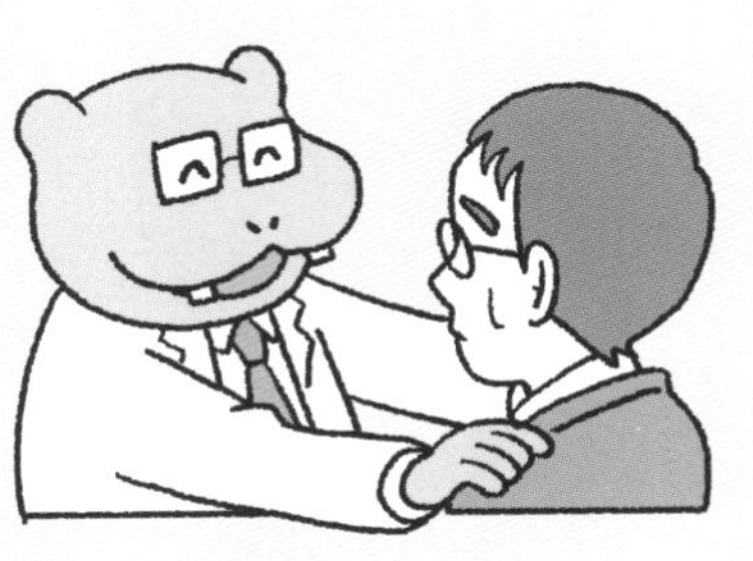

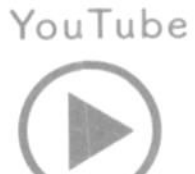

真面目か不真面目かではなく自分らしく生きることを探求しよう

他人の顔色や言葉、噂、評価などを気にする人は、真面目に見られたいという気持ちがあります。不真面目になったら他人から何を言われるか気になって、人の目を気にしているから悩むのです。他人の目を気にしすぎると人生がつまらない。心理学者のアルフレッド・アドラーは「**他人の顔色をうかがったりご機嫌を取るのは、他人の人生を生きることである**」と言っています。同感です。

真面目に生きるのか、不真面目に生きるのか。私のおすすめは「**自分らしく生きる**」ことです。「真面目な性格のせいで疲れてきた」とのことですが、性格では疲れません。**無理して真面目でいることで疲れる**のです。もっと自分らしく生きるためには、どう考えてどう行動するのが楽か、生きやすいかを自己洞察してみましょう。

そのためには自分にとって楽しいことを、寝る前に記録する「ポジティブ3行日記」（P120参照）がおすすめです。続ければ自分は何が楽しいのか、自分がどこへ向かっているのか。「自分らしさ」に気づくことができます。

私はとても不真面目だと思っています。好きな時間に起きて寝て、好きなものを食べ、好きな時間にジムに行きます。疲れていれば昼近くまで寝て、気が進まなければ仕事をしません。しかし調子がいいと1日12時間執筆することもあります。平均すると他の人の3倍もの仕事をこなしているはずです。これが自分のスタイルなので楽しくて楽です。自分は何が楽しいかを知ることが重要です。

世間的に見た不真面目な生き方は、じつはすごくいい生き方です。他人はうらやましいから足を引っ張り、やっかみ、批判します。でも自分が楽しければ悪く言われても「バカなことを言っているな」と、心の中で笑えばいいのです。自分らしく最高の生き方ができれば、他人の意見などまったく気にならなくなります。

「嫌なこと」を考えないようにする方法

メンタル疾患で
療養中です
過去の嫌なことを
思い出すことが
辛いです

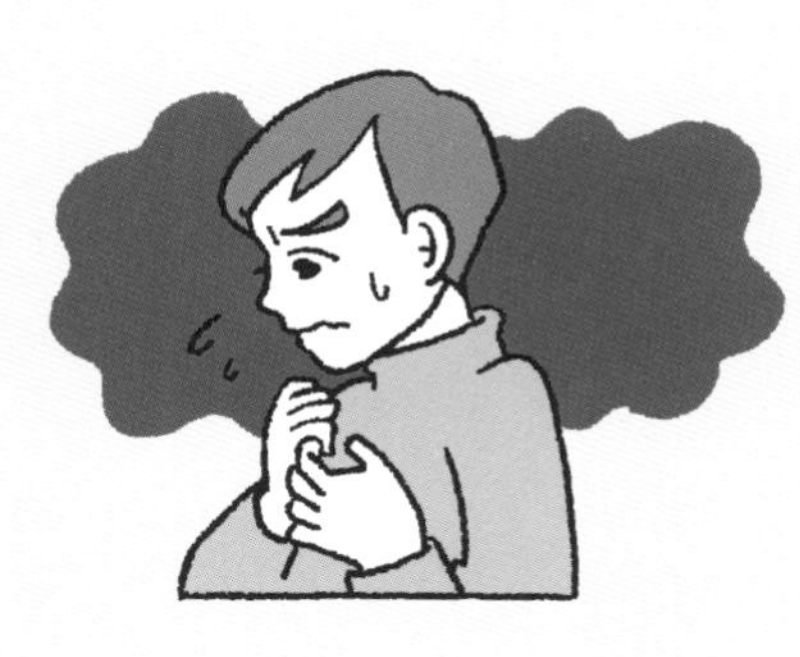

あえて
楽しい時間を増やす
楽しい場に
積極的に
出ていきましょう

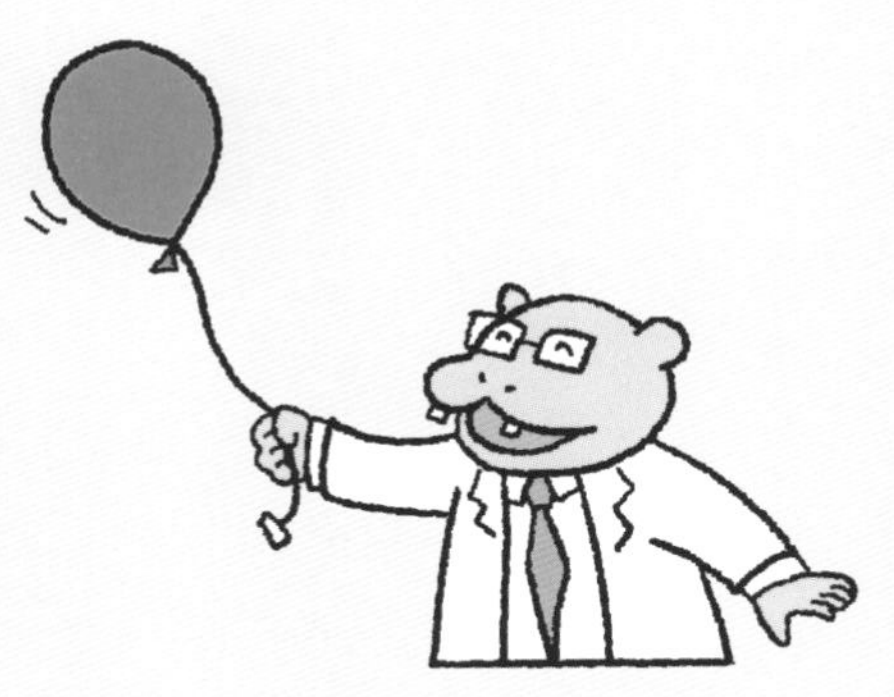

YouTube

Check!

楽しいことを増やしていくと嫌な考えは減ります

嫌なことを考えないようにするほど、余計にその考えが頭の中をよぎる。やってはいけないと思えば思うほど、その考えが思い浮かぶのが人間の心理です。だから嫌な感情を抑えるために、まったく別のことや楽しいことを考えるのです。

しかし、病気療養中で本調子でない人に楽しいことを考えなさいと言っても、「楽しいことがない」「楽しいことを思いつかない」と答えます。そうした中でも、できる範囲で楽しいことを見つけていくことが重要なのです。

私は映画が好きなので、映画館では映画以外のことは考えずに楽しく過ごすことができます。しかしメンタル疾患で療養中の患者さんに「もっと遊んだら」「もっと楽しく生きれば」と言っても「そんな気持ちになれません」と答えます。

では、たとえば映画好きの患者さんの「病気が治った」というのはどういう状態なのでしょうか。もともと月3本の映画を観ていた患者さんが、今は病気のため1本も観ていません。この患者さんの病気が治った状態とは、月3本の映画を見ることができるようになった時ではありませんか？「調子がよくなったら観にいく」と言っているうちは、症状も病気も永久に改善しません。本調子とまではいえなくても、あえて楽しい時間を意識的に作っていく。楽しい場に積極的に出ていきましょう。

家に一人でいたら嫌な考えが浮かんできますが、他の人と一緒にいれば、その人の話に意識が向くので嫌な考えにとらわれることが減ります。1日5分でいいので、楽しい時間が増えていけば「病気が治ってきた」といえるでしょう。

病気が治っていないから「楽しむ気持ちにもなれない」「楽しいこともできない」というのでは、いつまでたっても治りません。人生の中の楽しい時間を増やしていくこと。嫌なことを考える時間を減らすことが、病気を治す第一歩です。

マイナス思考を治す方法

朝散歩や運動をしていますがマイナス思考にどっぷりはまって抜け出せません

50歳・女性

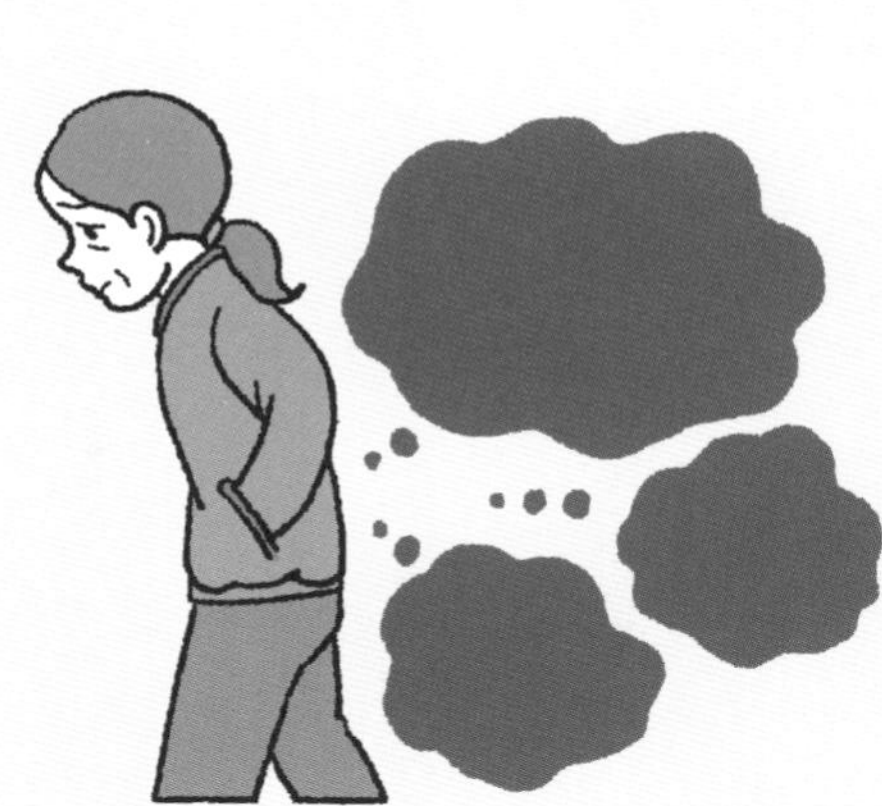

ネガティブな思考は
人間の本能
自分を
責める必要は
まったくありません

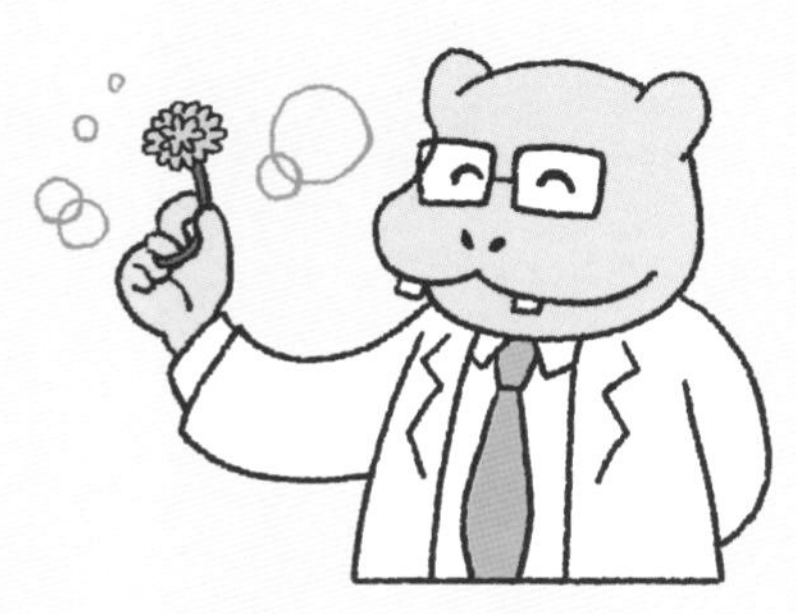

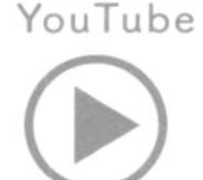

09 魔法の呪文「今のままでいい」でネガティブな自分を肯定しよう

私の調査によると8割以上の人がネガティブ思考にとらわれています。生き残るために人間は危ないことや命に関わることを察知して逃げなければなりません。ネガティブな情報に強く反応するのは人間の本能なのです。

ここで活躍する「危険の警報装置」が脳の扁桃体です。扁桃体が興奮すると不安が生じ、そこから一瞬で何かを判断、決断して行動を起こします。人間はネガティブに敏感でないと生き残れません。ネガティブは人間らしいあり方なのです。

とはいえ、人間はポジティブで楽しいほうが生きやすいもの。ではどうすればいいかというと、ネガティブな自分を認めることです。「今のままでいい」のです。

ネガティブな自分を否定するほど、「自分はダメだ」と自己肯定感は下がります。

ダメな自分を肯定できた瞬間に、自己肯定感は上がります。

自分はだめだと攻撃したり責めたりすると、どんどん落ち込んでさらにネガティブになっていきます。今の自分を肯定できた瞬間に、あなたのネガティブは一気にポジティブにはね上がります。それが「今のままでいい」という言葉。自身の容認、許可、受容、肯定の言葉です。

コミュニケーションが下手。人前で話すと緊張しやすいと悩む方も多いでしょう。私のTwitter調査によると90・6％の人が「人前で話すのが得意ではない」と答えています。ネガティブ思考なのを、短所のように思っているかもしれませんが、「90％の人が話が下手」なのです。あなたはマジョリティ（多数派）であり、自己卑下する必要などまったくありません。

ネガティブな気持ちが出た場合「そう考えちゃうのも自分。まあ、今のままでいい」を口癖にしてください。まず言葉から変えていきましょう。「どうせ自分なんかダメだ」と言ってはいけません。

毎日を楽しめる人の考え方

毎日が楽しくありません
どうすれば毎日が楽しくなりますか

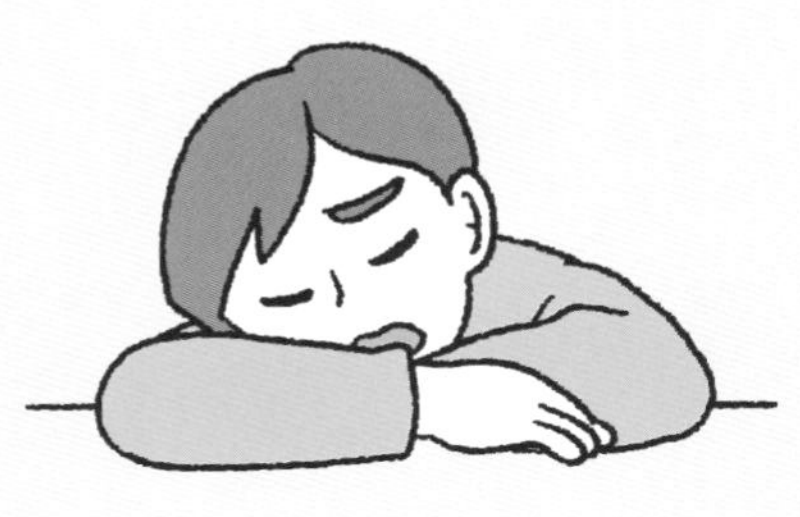

自分から行動すること
アンテナを張って
自分から楽しいことを
探しにいく

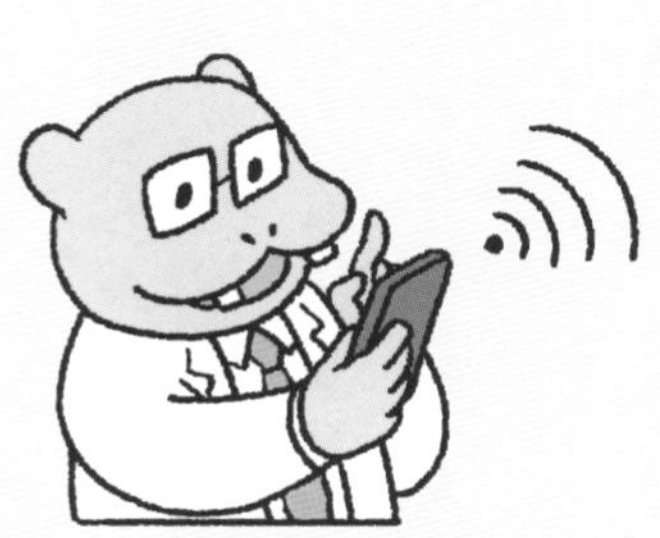

YouTube

楽しいことは、未体験の場所にある勇気を出して一歩踏み出そう

毎日を楽しむ人の考え方を3つ挙げてみましょう。

最も重要なのは、自分から楽しいことを探しにいくこと。楽しいことが向こうからやってくることはまずありません。時々は面白い話やラッキーチャンスがあったとしても、頻繁にあるものではありません。アンテナを張って探しにいく。自分から積極的に行動することが大切です。

童話『シンデレラ』では、最後に王子様がシンデレラを迎えにきます。ラッキーな出来事が向こうからやってくる話のように見えますが、シンデレラは自分の意思で舞踏会に参加しました。行かなければ王子様との出会いはありません。

2つ目はチャレンジを恐れないことです。コンフォートゾーン（快適領域）を出ましょう。日々生活している領域内に楽しいことがなければ、外にあるはずなのです。会ったことのない人、行ったことのない場所、食べたことのない料理など未体験の場所にこそ、楽しいこと面白いことが存在します。「失敗したら嫌だ、不安だ」と言う人は多いですが、チャレンジには未体験の面白さがあります。快適領域を出る気持ちがないと、楽しいことと出会えません。

3つ目はフットワークが軽いこと。友人からコンサートに誘われて、知らないミュージシャンだから行かないというのではなく、「聴いたことないから行ってみよう」と行動するのが大切です。チャレンジを恐れる人や自分から面白いことを探すのが苦手な人は、誘いがあっても断ったりスルーする傾向があります。誘われたらフットワークを軽くして行く姿勢が、毎日を楽しめる人の考え方です。

ちょっとした考え方の切り替えで、自分の周りに楽しいことは多くあるはずです。自分の快適領域の中にないなら、未体験の場所にある。そこに勇気をもって踏み出して、自分から楽しいものを探しに行きましょう。

第5章のまとめ

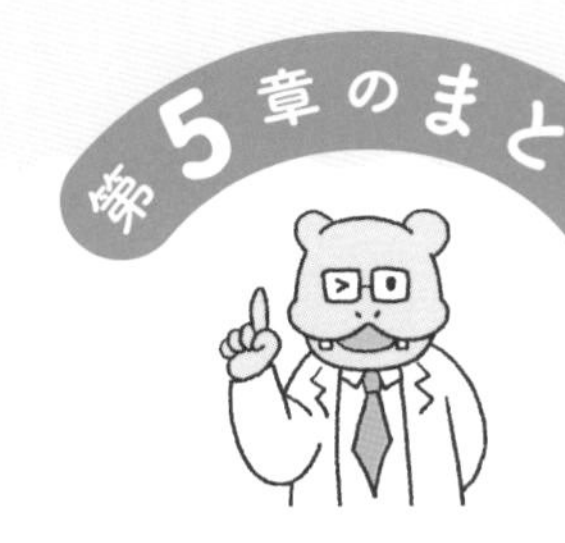

もっと自分を愛して素直になれば可能性が広がる

① 自己愛で悩む人に贈る言葉

- 自分を愛していい。もっと自分を大切しよう。
- 自分を愛せない人は、他人を愛せない。

② 人生を楽しみたい人に贈る言葉

- 素直な人は、どんどん成長する。

●先入観をはずし、ニュートラル（中立）に物事を見よう。
●とりあえずやってみよう。フットワーク軽く行動しよう。

③ 将来の生き方に不安な人に贈る言葉

●「モノの時代」から「心の時代」に変化した。
●まずは「健康」。次に「つながり」を大切にする。

④ メンタルを病みそうな人に贈る言葉

●「ガス抜き」「相談する」で、気分は楽になる。
●睡眠、運動、朝散歩。メンタルを整える最高の方法。
●身体を整えると、メンタルは自然に整う。

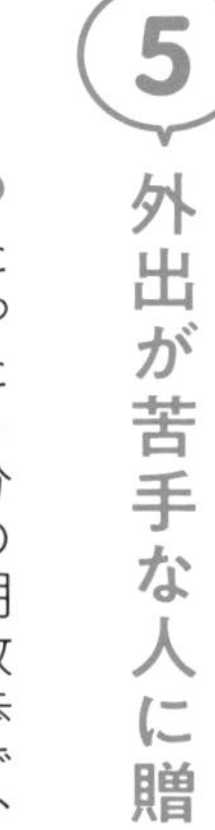

5 外出が苦手な人に贈る言葉

- たった5分の朝散歩で、気分はさわやかになる。
- 「朝散歩」が無理なら、「日向ぼっこ」でいい。

6 頑張りすぎてしまう人に贈る言葉

- 適当、ボチボチ、マイペースでいい。
- 頑張らなくていい。できることを、できる範囲で、一つずつ。

7 真面目な人に贈る言葉

- 真面目に生きるな！　自分らしく生きよう！
- 「楽しい」の先に、「自分らしさ」がある。

「嫌な考え」が浮かびやすい人に贈る言葉

- 「嫌な考え」は、「楽しい時間」で中和する。
- 「楽しい時間」が増えるほど、病気は治る。

9 ネガティブが強い人に贈る言葉

- 今のままでいい。
- ネガティブな自分を認めると、楽になる。

10 毎日を楽しめない人に贈る言葉

- 「楽しい」のアンテナを立てよう！
- フットワーク軽く行動すると、毎日が楽しくなる。

おわりに

読むだけで、心がフワッと癒やされる。

本書を読み終えて、それを実感いただけたと思います。

本を読むと「スッキリする」「楽になる」「癒やされる」のです。科学研究においても、読書には心拍数を下げて副交感神経優位にするリラックス効果、睡眠を深める効果が報告されています。

1日5分でも、10分でもいい。読書で、日々の疲れを癒やすことを習慣化してください。そうすれば、ストレスも溜めずに健康で、バリバリ仕事ができるのです。

本書では、41個の質問、悩みをとりあげて、それぞれの悩みを「楽にする方法」をお伝えしました。もし、「自分の悩みが載っていない」と思った方は、ＹｏｕＴｕｂｅ「精神科医・樺沢紫苑の樺チャンネル」のトップページから、過去の動画を検索してください。

パソコンの場合は「虫眼鏡マーク」の検索窓から検索していただけるとチャンネル内検索となります。スマホの場合は、ＹｏｕＴｕｂｅの全体検索から「発達障害　樺沢」のように、あなたが調べたいキーワードと、「樺沢」という名前で検索すると、樺沢の動画が検索結果として表示されます。「樺チャンネル」では、すでに5千本以上の動画がアップされています。みなさんの5千以上の質問、悩みに答えていますので、あなたの「悩み」を解決するヒントが必ず見つかるはずです。

9年間毎日、新しい動画を更新しています。今後も、毎日更新を続けて行きますので、ぜひ、チャンネル登録をして、新しい動画もご覧ください。

言葉には、癒やしの力があります。「本」や「動画」を通して、「癒やし」の言葉と接する。それによって、あなたは日々の疲れを癒やし、ストレスを流して行くことができます。

本書を通して、読書や動画で、リラックスする習慣を身につけていただけるなら、精神科医として、これ以上の幸せはありません。

精神科医　樺沢紫苑

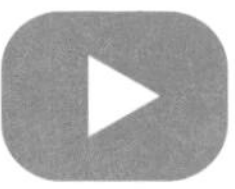

YouTube
「精神科医・樺沢紫苑の樺チャンネル」

トップページからの検索
チャンネル登録はコチラから
https://www.youtube.com/@kabasawa3

樺チャンネルの人気テーマ「**ストレス**」と「**朝散歩**」各50本の動画を、それぞれ1つにまとめました。これを見れば、**本10冊分**を読むのと同じくらい学べます！

「ストレス」の全てがわかる！
超まとめ動画
【精神科医・樺沢紫苑】

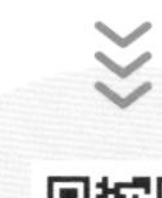

「朝散歩」の全てがわかる！
超まとめ動画
【精神科医・樺沢紫苑】

さらに詳しく学びたい人は

本書は、読むだけ、見るだけで直感的に理解していただく。

「わかりやすさ」を最優先で編集しました。

さらに科学的根拠や、睡眠、運動、朝散歩、ガス抜き、日記などの具体的な方法、やり方について知りたい方は、以下の樺沢の本を読んで理解を深めてください。

1 具体的な悩み別に150の対処法を明解に示した一冊
『ストレスフリー超大全』(ダイヤモンド社)

今回の「質問」「相談」に自分の悩みが含まれていない、という人にお勧めの一冊。人間関係、プライベート、仕事、健康、メンタル、生き方。6個のジャンルでありがちな合計50の悩みについて、それぞれ三つずつ。合計150個のストレス対処法で、あなたはストレスフリーになれます！

2 睡眠、運動、朝散歩で、心と身体を整える本
『ブレインメンタル強化大全』(サンクチュアリ出版)

睡眠、運動、朝散歩、その他の生活習慣の改善。具体的な何を何分行えばいいのか？　生活習慣改善法について、樺沢の著書の中でも、最も詳しく解説しているのが、『ブレインメンタル強化大全』です。体調やメンタルの不調を自覚する人に、まず読んで欲しい一冊。

3 幸福の脳内物質を整えて幸福になる本
『精神科医が見つけた 3つの幸福』(飛鳥新社)

セロトニン（健康）、オキシトシン（つながり）、ドーパミン（成功・お金）。三つの脳内物質を整えれば、誰でも幸せになれる！　幸福の脳内物質と「その出し方」についてわかりやすく解説。3行ポジィテブ日記などの筆記ワークについても、詳しく学べます。

4 言葉にするだけでスッキリ! 悩みが消える本
『言語化の魔力 言葉にすれば「悩み」は消える』(幻冬舎)

たった一冊の本で、5千問の質問、悩みに対応できる！　というコンセプトで作られた本。思っていることを言葉にする。「言語化」するだけで、ストレスは軽くなり、悩みは解消します。人に相談できない。悩みを1人で抱えてしまう人に、読んで欲しい一冊。

5 仕事や人間関係がうまくいかない人にお勧め
『学びを結果に変えるアウトプット大全』(サンクチュアリ出版)

アウトプット（話す、書く、行動する）やコミュニケーションが苦手という人に読んで欲しい一冊。アウトプット力が低いと、仕事や人間関係のストレスが増えます。アウトプット力が高まると、あなたの人生は大きく変わります。シリーズ累計90万部のベストセラー。

著者：樺沢紫苑（かばさわ　しおん）

精神科医、作家。1965年、札幌生まれ。札幌医科大学医学部卒。2004年から米国シカゴのイリノイ大学精神科に3年間留学。帰国後、樺沢心理学研究所を設立。「情報発信によるメンタル疾患の予防」をビジョンとし、YouTube（45万人）、メルマガ（12万人）など累計80万フォロワーに情報発信をしている。YouTubeは、2014年から毎日更新、累計5千本以上の動画がアップロードされている。著書43冊。累計発行部数230万部。『アウトプット大全』はシリーズ累計90万部のベストセラー。近刊は『言語化の魔力』（幻冬舎）、「マンガでわかる『神・時間術』」（KADOKAWA）。

ちょっとお疲れのあなたが
読むだけでフワッと癒やされる本
精神科医が教えるラクな生き方

2023年5月31日　初版第1刷発行

著　者　樺沢紫苑
発行者　角竹輝紀

発行所　株式会社マイナビ出版
〒101-0003
東京都千代田区一ツ橋2-6-3
一ツ橋ビル2F
0480-38-6872（注文専用ダイヤル）
03-3556-2731（販売部）
03-3556-2735（編集部）
URL：https://book.mynavi.jp

印刷・製本　シナノ印刷株式会社

STAFF
編　　集　ナイスク https://naisg.com/
松尾里央　岸正章　鈴木陽介
協　　力　地蔵重樹　大泰司由季　中西久晴　山川稚子
装丁・デザイン　秋元真菜美（志岐デザイン事務所）
イラスト　角一葉

注意事項
- 本書の一部または全部について個人で使用するほかは、著作権法上、株式会社マイナビ出版および著作権者の承諾を得ずに無断で模写、複製することは禁じられております。
- 本書について質問等ありましたら、往復ハガキまたは返信用切手、返信用封筒を同封の上、株式会社マイナビ出版編集第2部書籍編集1課までお送りください。
- 乱丁・落丁についてのお問い合わせは、TEL：0480-38-6872（注文専用ダイヤル）、電子メール：sas@mynavi.jp までお願いいたします。
- 本書の記載は2023年5月現在の情報に基づいております。そのためお客様がご利用されるときには、情報が変更されている場合もあります。

定価はカバーに記載しております。
©2023 Shion Kabasawa
©2023 Mynavi Publishing Corporation
ISBN978-4-8399-7936-2
Printed in Japan